Dehn- und Kräftigungsgymnastik

Mit besonderem Dank an:

Esther Lange für die Fotos;
Daniela Ott für die Durchsicht des Manuskriptes

Natascha Hillebrecht/ Martin Hillebrecht

Übungsprogramme zur
Dehn- und Kräftigungs-
gymnastik

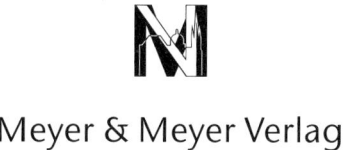

Meyer & Meyer Verlag

Die Deutsche Bibliothek – CIP Einheitsaufnahme

Übungsprogramme zur Dehn- und Kräftigungsgymnastik /
Natascha Hillebrecht ; Martin Hillebrecht.
– Überarbeitete Neuauflage
– Aachen : Meyer und Meyer, 1998
ISBN 3-89124-525-4
NE: Hillebrecht, Natascha ; Hillebrecht, Martin

© 1992 by Meyer & Meyer Verlag, Aachen (Germany)
Olten (CH), Wien (A), Oxford (GB), Québec (CDN),
Lansing/Michigan (USA), Findon/Adelaide (AUS),
Auckland (NZ), Sandton/ Johannisburg (ZA)
1. Auflage 1992
2. Auflage 1994
3. Auflage 1996
4. Auflage 1998
Titelfoto: Volker Minkus, Isernhagen
Fotos: Rudolf A. Hillebrecht
Grafiken: Zeichnungen unter Benutzung des „Somso"-Abgusses
„Mann in Ausfallstellung" (vergl. FALLER 1975, S. 66/67)
Lektorat: Dr. Irmgard Jaeger, Aachen
Umschlaggestaltung: Walter J. Neumann N&N Design-Studio, Aachen
Umschlag- und Satzbelichtung: frw, Reiner Wahlen, Aachen
Lithos: frw, Reiner Wahlen, Aachen
Satz: Stone
Druck: Burg Verlag & Druck, Gastinger GmbH und Co. KG, Stolberg
ISBN 3-89124-525-4
Printed in Germany

Inhaltsverzeichnis

Noch ein Hinweis zum Sprachgebrauch: Aus Gründen der besseren Lesbarkeit wird durchgängig die männliche Anredeform benutzt, die selbstverständlich die weibliche mit einschließt.

I. Einleitung

Dieses Handbuch ist eine konkrete Aufforderung und Anleitung für das Dehnen und Kräftigen. Es soll Ratgeber und ständiger Begleiter für den Sporttreibenden sein und Hilfen geben, den eigenen Körper besser kennen zu lernen, um kontrollierter trainieren zu können.

Neben gezielten und eng auf die Praxis bezogenen Hinweisen zum Dehnen und Kräftigen enthält dieses Buch theoretische Informationen und gibt dem Benutzer Gelegenheit, die entsprechenden wissenschaftlichen Begründungen zu hinterfragen.

Das Kernstück dieses Buches bildet eine Sammlung von Übungen zum Dehnen und Kräftigen. Die ausgewählten Übungen sind nach Körperbereichen bzw. Muskelgruppen geordnet. Neben der fotografischen und textlichen Darstellung der Übung ist jeweils eine Zeichnung der beanspruchten Muskulatur jeder Übung beigegeben, um eine gezielte Zusammenstellung der Übungen zu erleichtern.

Im Anschluss an die Vorstellung der Übungen folgen Angebote für Übungszusammenstellungen. Es werden Programme zum Kennenlernen und Fortgeschrittenenprogramme bzgl. Dehn- und Kräftigungsgymnastik vorgestellt.

Auf diese Weise wird Ihnen ein Einstieg in die Dehn- und Kräftigungsgymnastik oder aber die Auswahl von Übungen erleichtert. Nachdem Sie die Übungen zusammengestellt haben, können Sie anhand der Beschreibung jede Übung richtig und exakt nachvollziehen.
Jedoch sollten Sie einige wichtige Hinweise berücksichtigen, bevor Sie mit dem Dehnen und Kräftigen beginnen!

Die Aussagen zu den Fragen «Wer sollte dehnen/kräftigen?», «Wann/Warum sollte gedehnt/gekräftigt werden?» und «Was wird gedehnt/gekräftigt?» geben Auskunft zur Adressatengruppe und über den Sinn und Zweck des Dehnens und Kräftigens.
Wesentlich für eine fehlerfreie und effektive Durchführung der Übungen ist die Berücksichtigung der Ausführungsgrundsätze.

Der richtige Umgang mit diesem Buch lässt sich zusammenfassend in folgende Schritte einteilen:

1. Berücksichtigung der Ausführungsgrundsätze zum Dehnen und Kräftigen;
2. Auswahl der Übungen zum Dehnen und Kräftigen;
3. Berücksichtigung der jeweiligen Beschreibung der Übungen.

Wer sollte dehnen und kräftigen?

Grundsätzlich kann jeder dehnen und kräftigen. Dieses Buch ist daher so konzipiert, dass es jedem gerecht wird:

- Anfängern - egal, ob Kindern oder Erwachsenen, ob Jung oder Alt - stehen Kennenlernübungen zur Verfügung, die von den Fortschritten bzw. dem Könnensstand entsprechend zu umfangreicheren und anspruchsvolleren Programmen verändert werden können.
- Lehrer, Dozenten, Übungsleiter und Trainer können für ihre Schüler und Sportler Übungen als Aufwärmprogramm oder spezielle Trainingsinhalte zusammenstellen.

Der gewählte Aufbau des Buches gibt aber auch jedem die Möglichkeit, autodidaktisch in die Thematik und Praxis des Dehnens und Kräftigens einzusteigen.

Der finanzielle, materielle und organisatorische Aufwand für ein effektives Dehn- und Kräftigungstraining ist sehr gering. Die Übungen können zu Hause mit im Haushalt befindlichen Geräten durchgeführt werden.

Bevor Sie jedoch mit einem Dehn- und Kräftigungsprogramm beginnen, müssen Sie sich vergewissern, dass Sie gesund sind!

Nach Verletzungen oder bei Herz-Kreislauf-Erkrankungen sollten Sie vor dem Beginn eines Dehn- und Kräftigungstrainings einen Arzt konsultieren.

Wann sollte gedehnt und gekräftigt werden?

Dehn- und Kräftigungsgymnastik kann jederzeit betrieben werden.

Sie kann Bestandteil des Aufwärmens vor einer Anstrengung oder des Lockerns während oder nach einer Anstrengung sein.

Sie kann aber auch den eigentlichen Gegenstand einer Trainingseinheit und eine Maßnahme zur schnelleren Regeneration darstellen.

Dehn- und Kräftigungsübungen können als kompensierende und ausgleichende Maßnahme zu den Anforderungen und Belastungen im Sport oder im Berufsalltag zu Hause oder in Pausen am Arbeitsplatz durchgeführt werden.

Warum sollte gedehnt und gekräftigt werden?

Eine regelmäßige und richtige Anwendung der Kombination aus Dehn- und Kräftigungsgymnastik trägt zur Gesunderhaltung Ihres eigenen Körpers und zur Entwicklung eines gesteigerten Wohlbefindens bei.

Gesundheit und Wohlbefinden sind nicht nur im sportlichen Training von Bedeutung, sondern auch im täglichen Leben oder im Berufsalltag.
Gerade bei einseitigen Tätigkeiten und Anstrengungen im sportlichen Training oder im Beruf kann gezielte Gymnastik eine ausgleichende Funktion übernehmen.
Eine gekräftigte und elastische Muskulatur erhöht die Widerstandsfähigkeit gegenüber Belastungen und verringert die Verletzungsanfälligkeit.
Durch die Gymnastikübungen entwickeln Sie ein Körperbewusstsein, das dazu beträgt, dass Sie Aktionen, Bewegungen oder «Alarmzeichen» Ihres Körpers sensibler wahrnehmen.

Die Anzahl Ihrer Bewegungsmöglichkeiten steigert sich und Ihre Bewegungen werden ökonomischer, weil das Zusammenspiel (die Koordination) Ihrer Muskeln und Muskelfasern besser funktioniert.

Was wird gedehnt und gekräftigt?

Die Muskulatur

Ein Muskel ist aus Muskelfaserbündeln aufgebaut. Die einzelnen Muskelfaserbündel enthalten die Muskelzellen. Eine bestimmte Anzahl von Muskelzellen ist mit einer Nervenzelle verbunden. Über diese Nervenzelle wird den Muskelzellen der Befehl zur Anspannung (Kontraktion = Verkürzung) erteilt. Erzeugt man mit Kräftigungsübungen eine Muskelkontraktion, so geschieht dies, weil die Nervenzellen unzähligen Muskelzellen den Befehl zur Verkürzung geben.

Mit einer Kräftigungsgymnastik kann man demnach folgende Wirkungen erzielen: die Anzahl der angesprochenen Muskelzellen erhöht sich, die Muskelzellen werden schneller angesprochen und der Querschnitt der Muskelzellen vergrößert sich. Der Muskel wird insgesamt kräftiger und damit leistungsfähiger. Durch die Kräftigungsübungen wird zudem die Koordination der einzelnen Muskeln und Muskelfasern verbessert.

Allerdings verkürzt sich ein Muskel, der nur kräftemäßig trainiert wird. Ein verkürzter Muskel ist aber weniger leistungsfähig und verletzungsanfälliger. Deshalb sollten Kräftigungsübungen immer mit Dehnungsübungen kombiniert werden.

Durch die Stretching-Methode erreicht man eine Längung und erhöhte Elastizität der Muskeln und damit eine vergrößerte Beweglichkeit der Gelenke.

Die Kombination aus Dehn- und Kräftigungsgymnastik ergibt eine gute Konstellation, um Ihre eigene Muskulatur effektiv und kontrolliert zu trainieren. Neben der Kräftigung und Längung kann als weitere positive Wirkung eine verbesserte Durchblutung und Stoffwechselaktivität in der Muskulatur erreicht werden.

Die Sehnen

Die Sehnen sind die Verbindungsstücke zwischen dem Muskel und dem Knochen. Durch sie wird die Zugkraft des Muskels, wenn er angespannt wird, auf die Knochen übertragen. Die Sehnen zeichnen sich durch eine hohe Zugfestigkeit aus.

Bei einer Kräftigungsübung trainieren Sie auch die Sehnen, weil eine Muskelkontraktion immer als Zugkraft auf die Sehnen wirkt.

Die Dehngymnastik dient nicht nur der Längung der Muskulatur, sondern erhält auch die Sehnen elastisch und geschmeidig.

Bei den Dehnungsübungen sollten Sie immer darauf achten, dass die zu dehnende Muskulatur entspannt ist, damit die Dehnung den Muskel und die Sehnen erreicht. Wenn die Muskulatur angespannt ist, kann sie nicht gelängt werden, und die Dehnung betrifft allein die Sehnen.

Die Bänder

Die Bänder stehen in keiner unmittelbaren Verbindung mit dem Muskel und seinen Sehnen, sondern stellen an den Gelenken die Verbindungsstücke zwischen benachbarten Knochen dar. Sie haben in den Gelenken stabilisierende Funktion. Gerade im Bereich der Füße und Knie kommt es häufig zu Bänderverletzungen.

Mit einer Dehn- und Kräftigungsgymnastik werden natürlich auch die Bänder angesprochen. Die von Natur aus weniger gute Stoffwechselversorgung in den Bändern wird durch ein Dehn- und Kräftigungstraining verbessert und damit ihre Funktionstauglichkeit erhöht.

Wie wird gedehnt? Die Stretching-Methode!

Beim Stretching führt man Dehnübungen langsam durch. Man dehnt bis an die individuelle Schmerzgrenze und verharrt in dieser Position 5-10 Sekunden lang.

Mit dieser Methode überlistet man den sogenannten Dehnungsreflex, einen Schutzreflex der Muskulatur.

Parallel neben den Muskelzellen sind sogenannte Muskelspindeln angeordnet, die als kleine «Sensoren» die Muskellängenveränderungen überwachen. Sie sind direkt mit dem Rückenmark, der zweiten großen Schaltzentrale neben dem Gehirn, verbunden. Wird der Muskel zu stark oder ruckartig gedehnt, sodass ein Verletzungsrisiko besteht, senden die Muskelspindeln ein Kontraktionssignal aus. Der Muskel bekommt den Befehl, sich zu verkürzen, damit er nicht «kaputtgedehnt» wird. Diesen Schutzreflex kann man beobachten, wenn der Arzt mit seinem Gummihammer an die Sehne unterhalb der Kniescheibe klopft. Die so ausgelöste ruckartige Längung der Sehne führt zu einer Dehnung der Muskelzellen in der vorderen Oberschenkelmuskulatur. Die Muskelspindeln registrieren dies und geben das Kontraktionssignal und das Knie wird gestreckt.

Überträgt man diese Kenntnisse auf die Dehngymnastik, so sind ruckartige, federnde Bewegungen abzulehnen, weil durch sie der Dehnungsreflex in der Muskulatur ausgelöst wird. Man erreicht demnach durch Nachfedern, Wippen oder Schwingen keine Längung der Muskulatur, sondern ihre Verkürzung.

Gehen Sie bei Ihren Stretching-Übungen nach folgenden Grundsätzen vor:

1. Grundsatz

Vermeiden Sie bei allen Dehnübungen ein Nachfedern, Wippen oder Schwingen!
Dehnen Sie die Muskulatur langsam bis an Ihre individuelle Schmerzgrenze und lösen Sie die Dehnung dann langsam wieder auf.
Die individuelle Endstellung ist erreicht, wenn Sie ein «Kribbeln» in der Muskulatur spüren, das allmählich wieder geringer wird.

2. Grundsatz

Verbleiben Sie in der Dehnung 5-10 Sekunden. Zählen Sie leise vor sich hin, dann können Sie Ihre Dehnung gut steuern.

3. Grundsatz

Behalten Sie während der Übungen eine ruhige, normale und regelmäßige Atmung bei. Vermeiden Sie Pressatmung!

4. Grundsatz

Halten Sie die zu dehnende Muskulatur locker und entspannt, aber erzeugen Sie in den nicht unmittelbar an der Dehnung beteiligten Muskeln eine Anspannung.

5. Grundsatz

Ahmen Sie die Übungen in diesem Buch nicht nur nach, sondern fühlen Sie sich in die Übungen ein! Achten Sie auf Kleinigkeiten (Fuß- oder Kopfhaltung u.ä.), sodass Sie eine optimale Wirkung erzielen.

6. Grundsatz

Sprechen Sie nach der Dehnübung für eine Muskelgruppe (Agonist) immer auch die gegenüberliegende Muskelgruppe (Antagonist) an. Wenn Sie beispielsweise zunächst die Oberschenkelvorderseite gedehnt haben, dehnen Sie anschließend auch die Oberschenkelrückseite.

Wie wird gekräftigt?

Die in diesem Buch angebotenen Kräftigungsübungen sind nach zwei Prinzipien zu realisieren. Die eine Gruppe von Übungen wird statisch, d.h. haltend, ohne Bewegung, ausgeführt. Sie nehmen dabei eine beschriebene Position ein und halten diese eine bestimmte Zeit lang.

Die andere Gruppe von Übungen ist dynamisch auszuführen, d.h. nicht haltend, sondern in Bewegung. Hier geht es darum, eine bestimmte Anzahl von Wiederholungen zu erreichen.

Auch für die Ausführung der Kräftigungsübungen erhalten Sie nachfolgend allgemein gültige Grundsätze:

1. Grundsatz

Achten Sie bei allen Übungen auf eine technisch saubere Ausführung! Dies betrifft insbesondere die Übungen, bei denen eine fehlerhafte Ausführung in ihrer Langzeitwirkung Schädigungen hervorrufen kann. Die Beschreibungen der einzelnen Übungen enthalten genaue Anweisungen zu einer technisch exakten Ausführung und weisen auf mögliche Fehler oder Ausweichbewegungen hin.

2. Grundsatz

Führen Sie jede Übung so lange durch, bis Sie individuelle Ermüdungserscheinungen feststellen (z.B. Kribbeln und Zittern in der entsprechenden Muskulatur).
Nehmen Sie die Hinweise zur Verweildauer oder zu Wiederholungszahlen in den Beschreibungen der Übungen als Anhaltswerte, aber versuchen Sie, für sich ein individuelles Maß zu finden.
Als Rahmenwerte für die Verweildauer können Sie 10-60 Sekunden bzw. zehn Wiederholungen für die Wiederholungszahl ansetzen.

3. Grundsatz

Führen Sie die Übungen mit dem eigenen Körpergewicht, mit leichten Zusatzlasten oder gegen den Partnerwiderstand durch. Vermeiden Sie schwere Zusatzlasten!

4. Grundsatz

Der Trainingseffekt der Kräftigungsgymnastik zeigt sich in der Kraftausdauer.
Achten Sie auf eine saubere, langsame und ausdauernde Ausführung.

5. Grundsatz

Behalten Sie während der Übungen eine ruhige, normale und regelmäßige Atmung bei. Vermeiden Sie Pressatmung!

6. Grundsatz

Wenn Sie eine Muskelgruppe (Agonist) gekräftigt haben, führen Sie immer auch eine Kräftigungsübung für die gegenüberliegende und gegenspielende Muskelgruppe (Antagonist) durch. Wenn Sie beispielsweise zunächst die Bauchmuskulatur gekräftigt haben, kräftigen Sie anschließend auch die Rückenmuskulatur. Auf diese Weise vermeiden Sie eine Unausgeglichenheit (muskuläre Dysbalance) zwischen gegenüberliegenden oder zusammenarbeitenden Muskelgruppen.

7. Grundsatz

Achten Sie bei Partnerübungen darauf, dass der widerstandleistende Partner den Fähigkeiten des Übenden entsprechend arbeitet.
Denken Sie hier besonders an das Einfühlen in die Übung und den eigenen Körper!

II. Dehnübungen für den Oberkörper

Übung 1:

Dehnung der rückwärtigen Nackenmuskulatur

Nehmen Sie die Rückenlage ein und greifen Sie mit beiden Händen hinter den
Kopf. Beide Beine sind angewinkelt und
die Füße stehen etwa schulterbreit auf
dem Boden. Ziehen Sie den Kopf mit beiden Händen zur Brust und halten Sie diese
Dehnstellung zehn Sekunden.

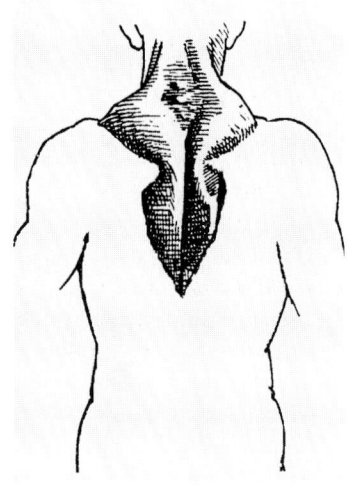

- **Achtung:** Gleichmäßig und vorsichtig
  ziehen.
- **Funktion der gedehnten Muskulatur:**
  Die rückwärtige Nackenmuskulatur richtet den Kopf auf und stabilisiert ihn in
  einer aufrechten Haltung.

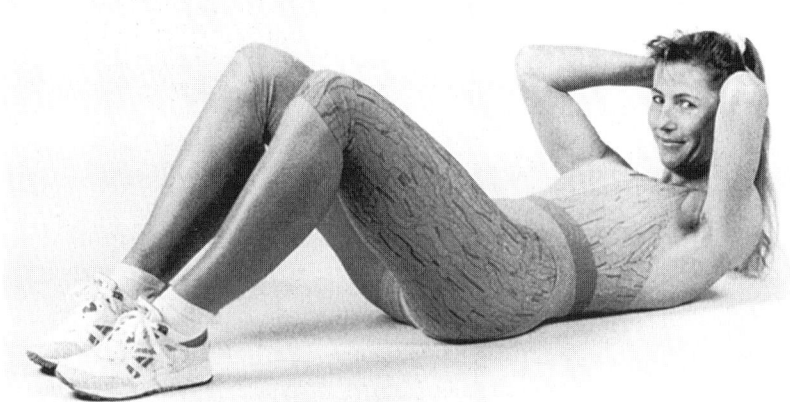

Übung 2:

Dehnung der seitlichen Nackenmuskulatur

Nehmen Sie den aufrechten Stand mit leicht gegrätschten Beinen ein. Legen Sie den Kopf auf die rechte Schulter und ziehen Sie gleichzeitig den linken Arm und die linke Schulter in Richtung Boden. Nach einer Dehnung von zehn Sekunden wechseln Sie die Seite.

* **Achtung:** Die Schulterachse bildet während der Übung eine Parallele zum Boden. Bewegen Sie den Gegenarm und die Gegenschulter langsam und vorsichtig bis in die Dehnstellung. Fixieren Sie den Kopf unter Umständen mit der rechten Hand.
* **Funktion der gedehnten Muskulatur:**
  Die seitliche Nackenmuskulatur bewirkt die Stabilisierung, das seitliche Aufrichten und das Wenden des Kopfes.

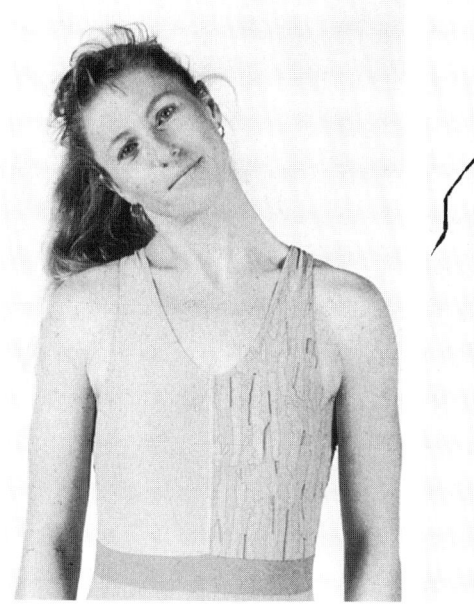
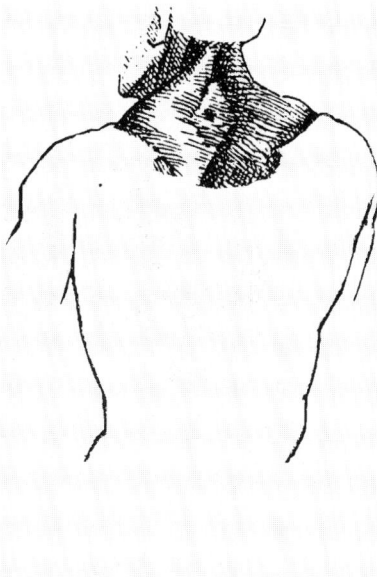

Übung 3:

Dehnung der rückwärtigen Schultermuskulatur

Nehmen Sie einen aufrechten Stand mit leicht gegrätschten Beinen ein. Legen Sie die rechte Hand bzw. den rechten Unterarm auf der linken Schulter ab, der Ellenbogen des rechten Arms befindet sich etwa auf Schulterhöhe. Fassen Sie mit der linken Hand den rechten Ellenbogen und ziehen Sie den rechten Oberarm möglichst nahe an den Oberkörper heran. Wechseln Sie nach einer Dehnung von zehn Sekunden die Seite.

• **Achtung:** Heben Sie den Ellenbogen bei der Dehnung auf Schulterhöhe an.
• **Funktion der gedehnten Muskulatur:**
  Rotiert den Arm ein- und auswärts; pendelt den Arm nach vorne und hinten.

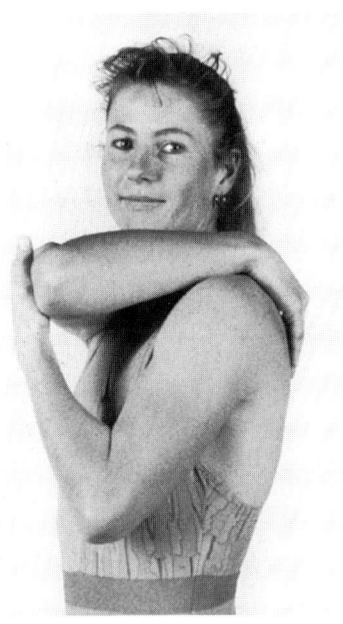
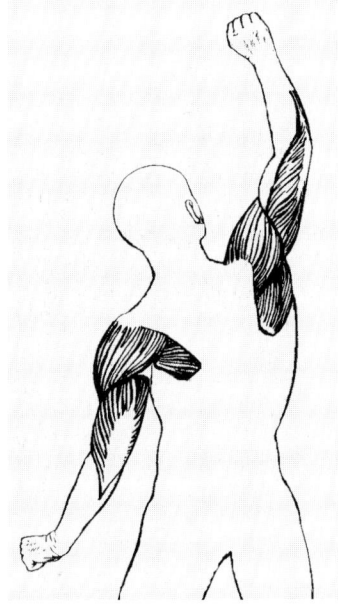

Übung 4:

Dehnung der vorderen Schultermuskulatur, der Brustmuskulatur, der inneren Oberarmmuskulatur

Fassen Sie sich im aufrechten Stand mit leicht gegrätschten Beinen hinter dem Rücken an den Händen. Beugen Sie den Oberkörper weit nach vorn unten. Winkeln Sie dabei die Arme mit gefassten Händen möglichst weit vom Oberkörper ab und bewegen Sie die Hände in Richtung Boden.
Verharren Sie zehn Sekunden in der Dehnendstellung.

* **Achtung:** Halten Sie nicht die Luft an, sondern atmen Sie ruhig weiter. Mit dieser Übung dehnen Sie gleichzeitig die rückwärtige Oberschenkelmuskulatur.
* **Funktion der gedehnten Muskulatur:**
  Die vordere Schultermuskulatur und die Brustmuskulatur sind vor allem am Einwärtsdrehen des Armes beteiligt; die innere Oberarmmuskulatur bewirkt das Beugen des Armes im Ellenbogengelenk und das Nach-Vorne-Pendeln des Armes.

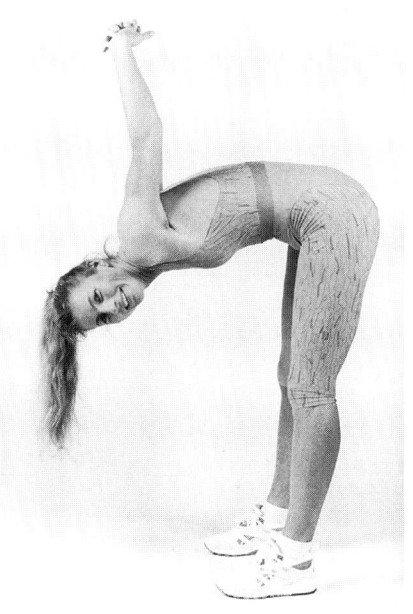 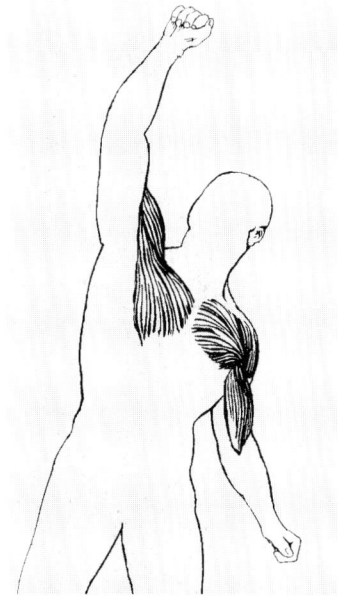

Übung 5:

Dehnung der vorderen Oberarmmuskulatur und der Brustmuskulatur

Nehmen Sie im aufrechten Stand eine Position unmittelbar vor einer Wand ein. Legen Sie den rechten Arm in Schulterhöhe flach an die Wand, die Handfläche und der Arm berühren die Wand. Drehen Sie Ihren Oberkörper aus dieser Stellung heraus von der Wand weg, wobei der Arm und die Schulter des angelegten Arms den Kontakt zur Wand nicht verlieren dürfen. An dem Punkt, an dem sich die Schulter von der Wand zu lösen beginnt, harren Sie zehn Sekunden aus.

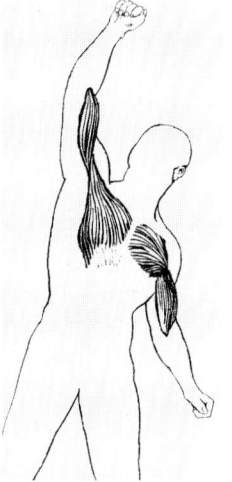

- **Achtung:** Halten Sie den Oberkörper und den Kopf aufrecht, weichen Sie nicht nach vorne oder hinten aus. Halten Sie den an der Wand liegenden Arm in Schulterhöhe. Spannen Sie Bauch und Gesäß an, um ein Hohlkreuz zu vermeiden.
- **Funktion der gedehnten Muskulatur:**
  Die vordere Oberarmmuskulatur bewirkt das Beugen des Armes im Ellenbogengelenk; die Brustmuskulatur ist für das Einwärtsdrehen des Armes verantwortlich.

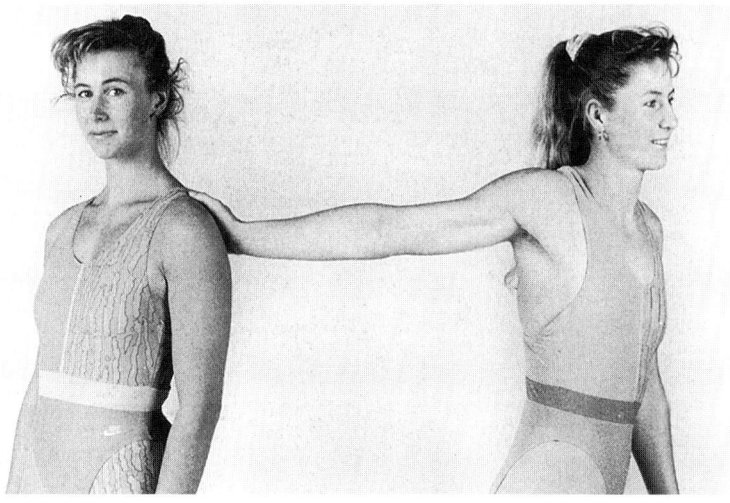

Übung 6:

Dehnung der inneren Ober- und Unterarmmuskulatur und der Brustmuskulatur

Nehmen Sie im aufrechten Stand eine Position unmittelbar vor einer Wand ein. Legen Sie den linken Arm in Schulterhöhe flach an die Wand, die Handfläche und der Arm berühren die Wand. Drehen Sie Ihren Oberkörper aus dieser Stellung heraus von der Wand weg, wobei der Arm und die Schulter des angelegten Arms den Kontakt zur Wand nicht verlieren dürfen. An dem Punkt, an dem sich die Schulter von der Wand zu lösen beginnt, klappen Sie die Handfläche von der Wand nach hinten weg. In dieser Stellung verharren Sie zehn Sekunden.

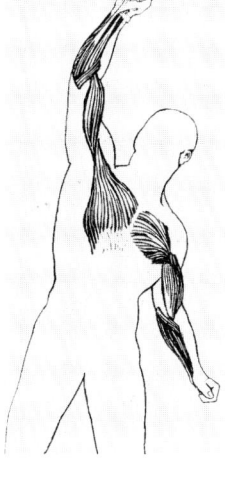

- **Achtung:** Halten Sie den an der Wand liegenden Arm in Schulterhöhe. Klappen Sie die Hand langsam von der Wand weg.
- **Funktion der gedehnten Muskulatur:**
  Die innere Oberarmmuskulatur bewirkt das Beugen des Armes im Ellenbogengelenk; die innere Unterarmmuskulatur beugt die Hand im Handgelenk; die Brustmuskulatur ist für das Einwärtsdrehen des Armes verantwortlich.

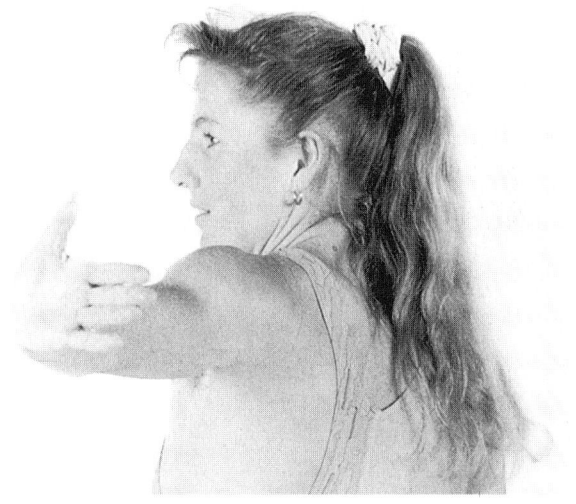

Übung 7:

Dehnung der hinteren Oberarmmuskulatur

Nehmen Sie einen aufrechten Stand mit leicht gegrätschten Beinen ein. Führen Sie einen Arm neben den Kopf nach oben und lassen Sie die Hand hinter dem Kopf zwischen die Schulterblätter fallen. Mit der anderen Hand ziehen Sie den Ellenbogen an den Kopf heran oder hinter den Kopf. Diese Stellung behalten Sie zehn Sekunden bei.

- **Achtung:** Halten Sie den Oberkörper und den Kopf aufrecht, weichen Sie nicht nach vorne oder hinten aus. Lassen Sie die Hand zwischen den Schulterblättern liegen und weichen Sie nicht auf die Schulterblätter aus.
- **Funktion der gedehnten Muskulatur:**
  Die hintere Oberarmmuskulatur bewirkt die Streckung des Armes im Ellenbogengelenk.

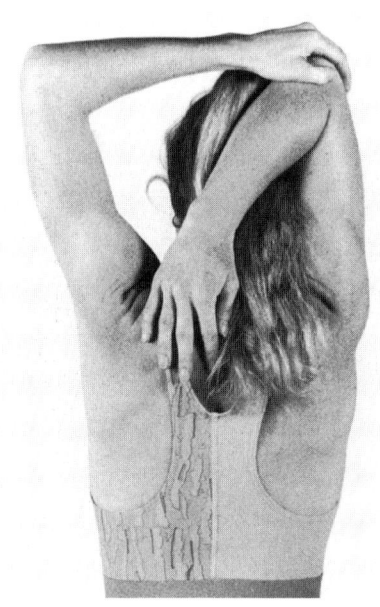
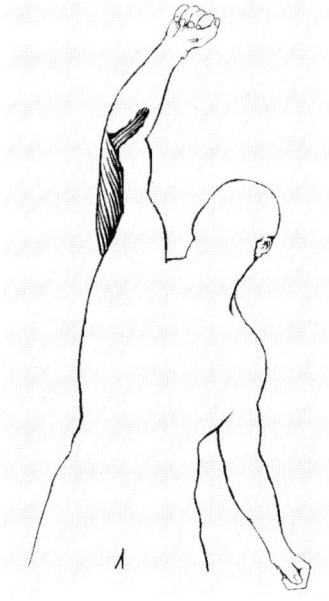

Übung 8:

Dehnung der rückwärtigen Oberarmmuskulatur, der rückwärtigen Schultermuskulatur und des breiten Rückenmuskels

Nehmen Sie einen aufrechten Stand mit leicht gegrätschten Beinen ein. Führen Sie einen Arm neben den Kopf nach oben und lassen Sie die Hand hinter dem Kopf zwischen die Schulterblätter fallen. Mit der anderen Hand ziehen Sie den Ellenbogen an den Kopf heran oder hinter den Kopf. Aus dieser Position heraus beugen Sie den Oberkörper seitlich ab.

- **Achtung:** Halten Sie den gesamten Körper in einer Ebene; weichen Sie nicht nach vorne oder hinten aus.
- **Funktion der gedehnten Muskulatur:**
  Die rückwärtige Oberarmmuskulatur streckt den Arm im Ellenbogengelenk; die rückwärtige Schultermuskulatur und der breite Rückenmuskel bewirken die Auswärtsdrehung bzw. das Nach-Hinten-Pendeln des Armes.

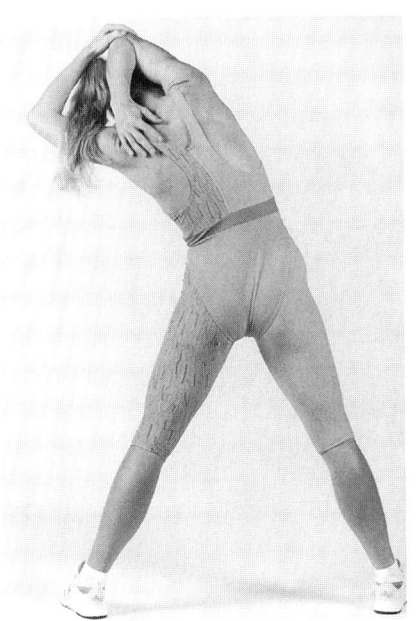
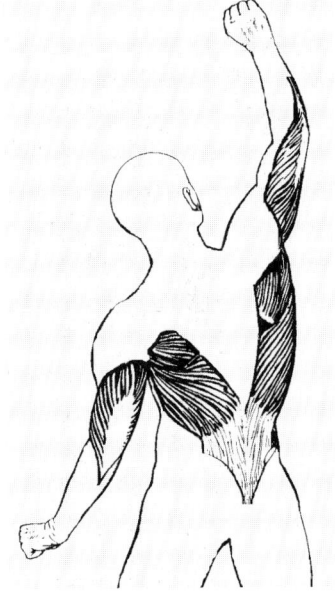

Übung 9:

Dehnung der Muskeln auf der Unterarminnenseite

Setzen Sie sich auf Ihre Unterschenkel und setzen Sie
Ihre Arme vor sich senkrecht auf den Boden auf. Dabei sollen die Fingerspitzen zu den Knien zeigen. In
dieser Position verharren Sie zehn Sekunden. Sollte
die so erzeugte Dehnung nicht ausreichen, bewegen
Sie Ihr Gesäß in Richtung Fersen.

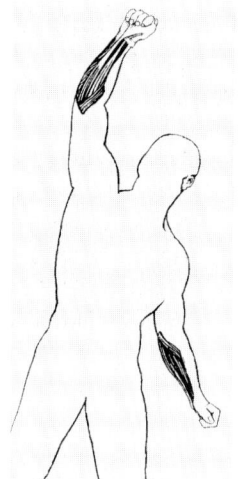

- **Achtung:** Halten Sie den Rücken gerade und ver-
  meiden Sie eine Hohlkreuzhaltung oder einen
  Rundrücken.
- **Funktion der gedehnten Muskulatur:**
  Die Muskulatur der Unterarminnenseite bewirkt
  das Beugen der Hand im Handgelenk.

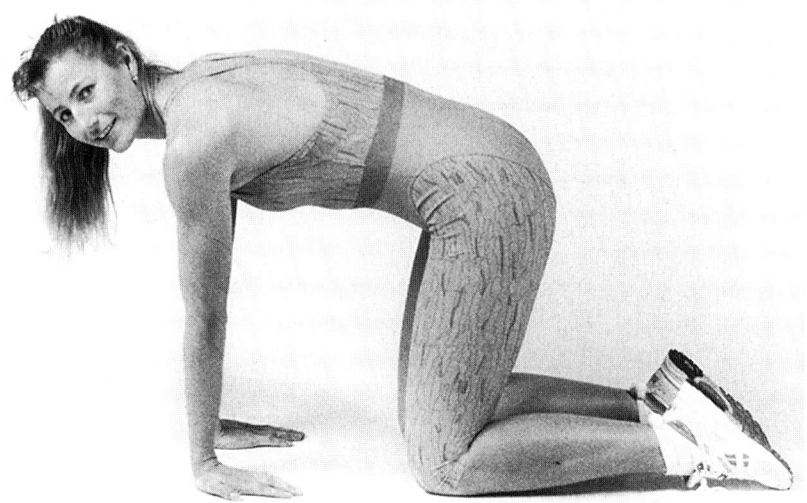

Übung 10:

Dehnung der seitlichen Rumpfmuskulatur

Nehmen Sie einen aufrechten Stand mit etwas über Schulterbreite ge-
grätschten Beinen ein. Beide Arme hängen locker neben dem Oberkörper.
Neigen Sie den Oberkörper zu einer Seite und behalten Sie die erreichte
Endposition zehn Sekunden bei.

- **Achtung:** Weichen Sie mit dem Oberkörper nicht nach vorne oder hinten
  aus. Benutzen Sie beim Aufrichten des Oberkörpers nach der Dehnung
  das Anspannen der Bauchmuskeln.
- **Funktion der gedehnten Muskulatur:**
  Die seitliche Rumpfmuskulatur bewirkt die Drehung und Stabilisierung
  des Oberkörpers.

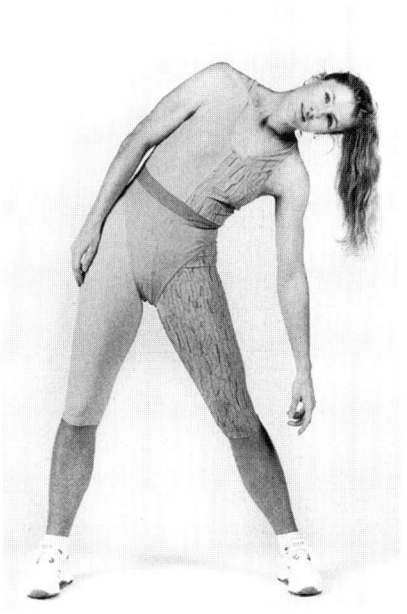
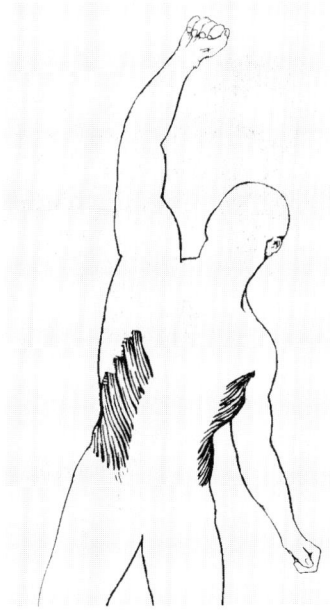

Übung 11:

Dehnung der seitlichen Rumpfmuskulatur und der Schultermuskulatur

Nehmen Sie einen aufrechten Stand mit etwas über Schulterbreite ge-grätschten Beinen ein. Neigen Sie den Oberkörper zu einer Seite, wobei bei-de Arme nahezu gestreckt diese Neigung mitvollziehen. Verharren Sie zehn Sekunden in der Endstellung.

• **Achtung:** Weichen Sie mit dem Oberkörper und den Armen nicht nach vorne oder hinten aus; halten Sie den gesamten Körper in einer Ebene.
• **Funktion der gedehnten Muskulatur:**
  Die seitliche Rumpfmuskulatur bewirkt die Drehung und Stabilisierung des Oberkörpers; die Schultermuskulatur ist an den Bewegungen des Ar-mes beteiligt.

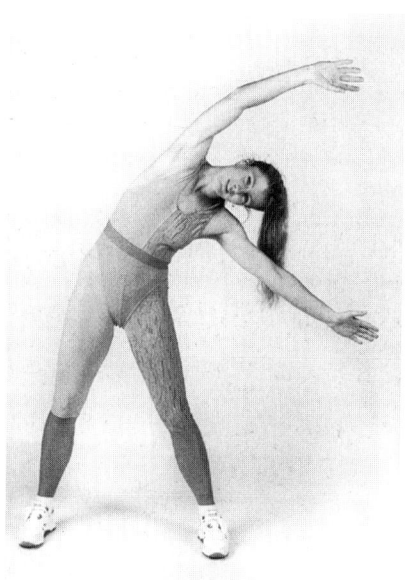 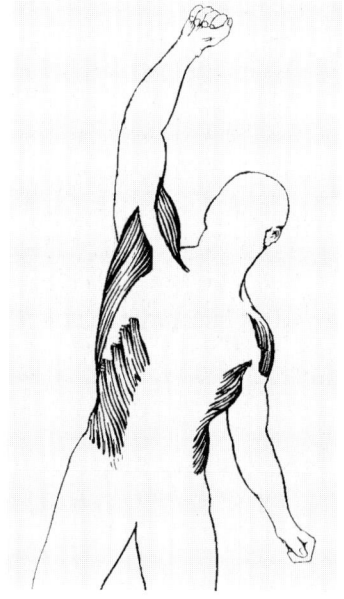

Übung 12:

Dehnung der seitlichen Rumpfmuskulatur, der Brustmuskulatur und der Gesäßmuskulatur

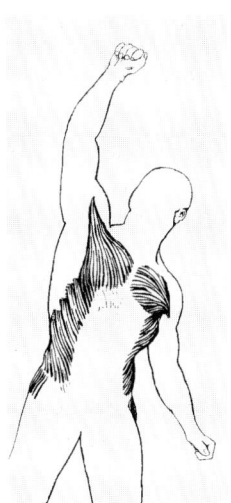

Nehmen Sie eine Rückenlage ein, wobei beide Beine gestreckt sind und nebeneinander liegen. Beide Arme liegen gestreckt in einem 90°-Winkel zum Körper am Boden.

Winkeln Sie das linke Bein an und stellen Sie den linken Fuß auf das rechte Knie. Bewegen Sie das Knie des linken angewinkelten Beines zur rechten Seite in Richtung Boden. In dem Moment, wenn die Schulter den Kontakt zum Boden verliert, ist die Dehnendstellung erreicht, in der Sie zehn Sekunden verharren sollen.

- **Achtung:** Behalten Sie mit beiden Schultern während der Dehnung Bodenkontakt. Die Dehnung kann unterstützt werden, indem das linke Knie mit dem rechten Arm weiter zum Boden gedrückt wird.
- **Funktion der gedehnten Muskulatur:**
  Die seitliche Rumpfmuskulatur dreht und stabilisiert den Oberkörper; die Brustmuskulatur bewirkt das Einwärtsdrehen des Armes; und die Gesäßmuskulatur erzeugt die Streckung der Hüfte, ist an der Beinstreckung beteiligt und dreht den Oberschenkel nach außen.

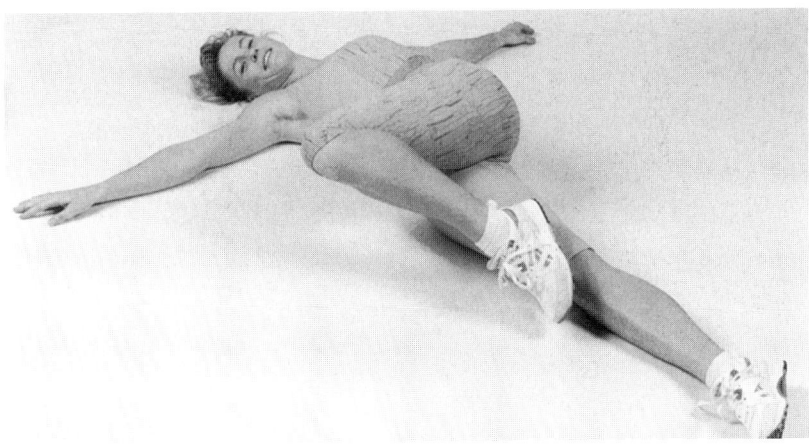

Übung 13:

Dehnung der langen Rückenstrecker

Nehmen Sie die Sitzposition ein. Winkeln Sie beide Beine an und setzen Sie die Füße etwas über Schulterbreite auf. Beugen Sie den Oberkörper mit rundem Rücken weit zwischen die Knie nach vorn unten vor. Nehmen Sie den Kopf auf die Brust. Beide Arme sind dabei neben dem Kopf. Verbleiben Sie in der Endstellung zehn Sekunden.

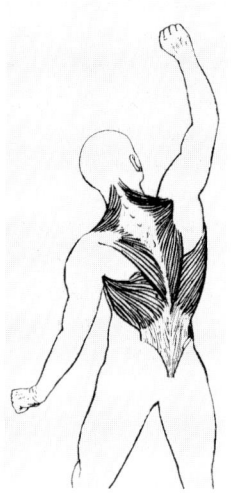

- **Achtung:** Um die Dehnung zu unterstützen, können Sie die Füße oder Unterschenkel umfassen und den Oberkörper weiter nach vorn unten ziehen.
- **Funktion der gedehnten Muskulatur:**
  Der lange Rückenstrecker richtet den Oberkörper auf und stabilisiert ihn.

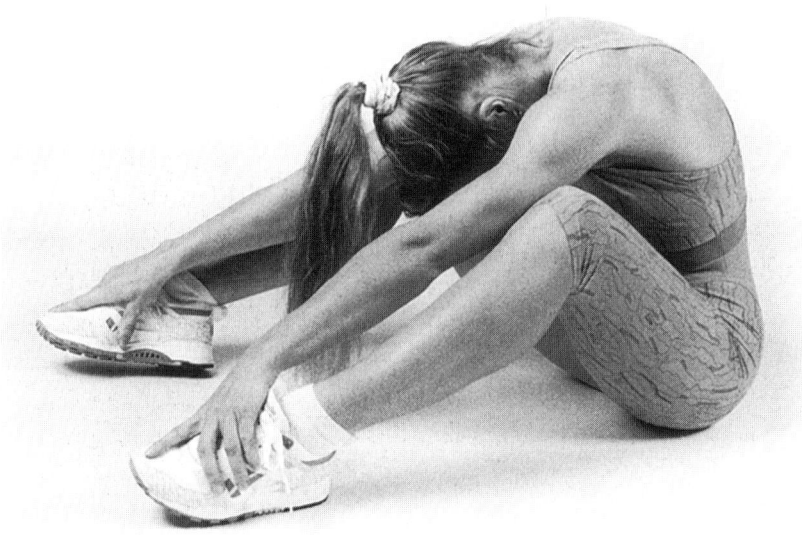

Übung 14:

Dehnung der langen Rückenstrecker und der Gesäßmuskulatur

Nehmen Sie die Rückenlage ein. Winkeln Sie beide Beine an und umschließen Sie die angewinkelten Beine mit beiden Armen. Heben Sie den Kopf an und ziehen Sie gleichzeitig die angewinkelten Beine so weit wie möglich in Richtung Kinn. Verharren Sie so zehn Sekunden.

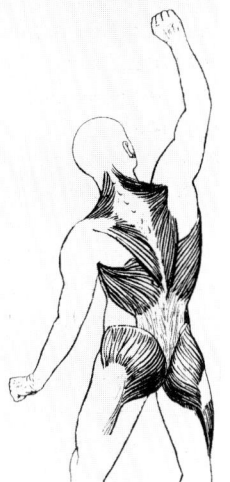

- **Achtung:** Atmen Sie normal und ruhig weiter.
- **Funktion der gedehnten Muskulatur:**
  Der lange Rückenstrecker richtet den Oberkörper auf und stabilisiert ihn. Die Gesäßmuskulatur erzeugt die Hüftstreckung.

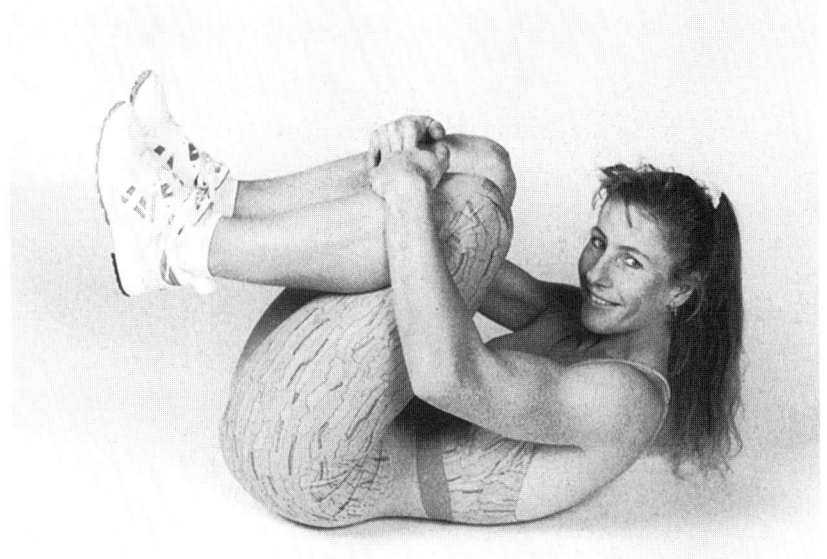

III. Dehnübungen für Hüfte und Beine

Übung 15:

Dehnung der inneren Oberschenkelmuskulatur (= Adduktoren)

Nehmen Sie eine Sitzposition mit aufrechtem Oberkörper ein und stellen Sie beide Fußflächen gegeneinander. Ziehen Sie mit beiden Händen die aneinander liegenden Füße zum Körper. Bewegen Sie aus dieser Stellung heraus beide Knie in Richtung Boden. Wenn die Knie nicht weiter nach unten bewegt werden können, verbleiben Sie zehn Sekunden in dieser Endstellung.

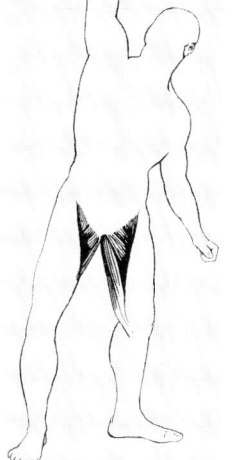

- Achtung: Halten Sie den Oberkörper gerade.
- Funktion der gedehnten Muskulatur:
  Die Muskeln auf der Oberschenkelinnenseite bewirken das Anspreizen und Einwärtsdrehen der Hüfte und rotieren den Oberschenkel nach innen.

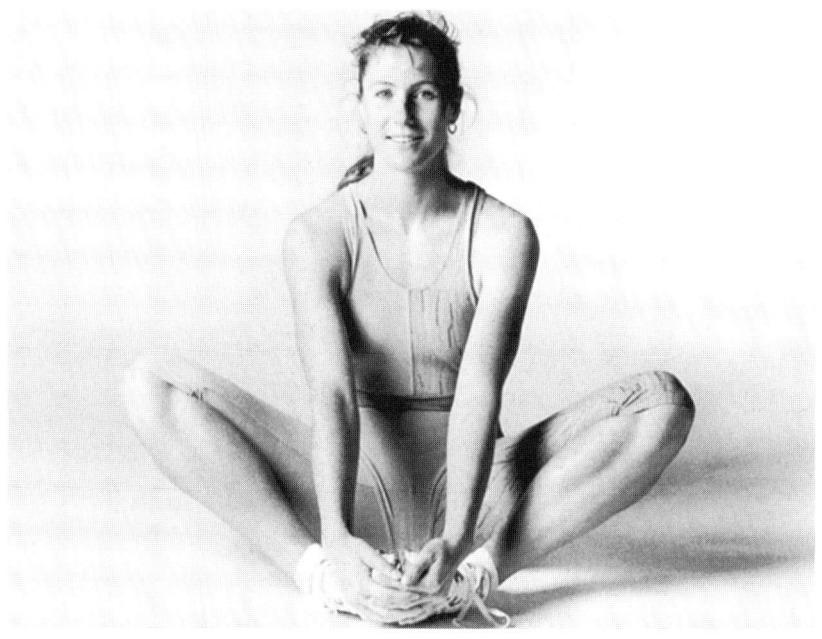

Übung 16:

Dehnung der inneren Oberschenkelmuskulatur (= Adduktoren)

Nehmen Sie eine Sitzposition mit aufrechtem Oberkörper ein und stellen Sie beide Fußflächen gegeneinander. Ziehen Sie mit beiden Händen die aneinander liegenden Füße zum Körper. Bewegen Sie anschließend beide Knie so weit wie möglich in Richtung Boden. Neigen Sie aus dieser Stellung heraus den aufrechten Oberkörper und das Becken gleichzeitig nach vorn unten. Verbleiben Sie zehn Sekunden in der Endstellung.

- **Achtung:** Wenn Sie den Oberkörper und die Hüfte nach vorn unten neigen, bilden beide Partien eine Einheit! Halten Sie den Rücken gerade. Geben Sie mit den Knien nicht nach und halten Sie diese in der vorher eingenommenen Position.
- **Funktion der gedehnten Muskulatur:**
Die Muskeln auf der Oberschenkelinnenseite bewirken das Anspreizen und Einwärtsdrehen der Hüfte und rotieren den Oberschenkel nach innen.

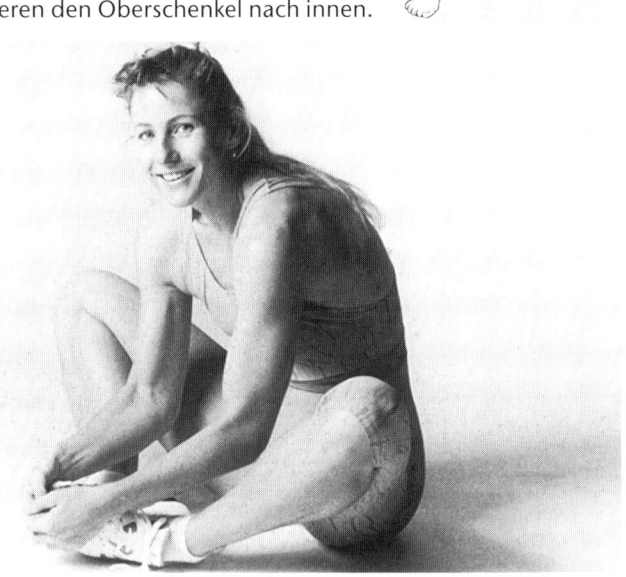

Übung 17:

Dehnung der inneren und der hinteren Oberschenkelmuskulatur

Grätschen Sie im Sitzen mit aufrechtem Oberkörper die Beine möglichst weit auseinander. Strecken Sie beide Beine und pressen Sie die Kniekehlen an den Boden. Die Füße sind locker. Neigen Sie in dieser Position den gerade gehaltenen Oberkörper nach vorn unten zwischen die gegrätschten Beine und verbleiben Sie in der Endstellung zehn Sekunden.

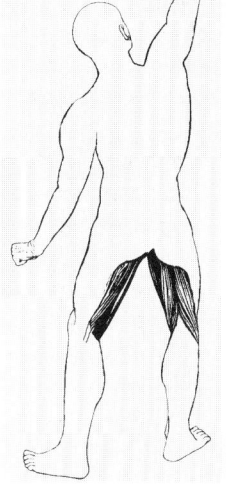

- **Achtung:** Halten Sie beide Beine möglichst gestreckt und den Rücken gerade. Beim Nach-Vorne-Beugen des Oberkörpers macht die Hüfte diese Bewegung mit. Für viele Menschen ist es nicht möglich, in dieser Stellung aufrecht zu sitzen. Legen Sie sich ein Kissen unter das Gesäß, um das Becken in der Optimalstellung zu halten.
- **Funktion der gedehnten Muskulatur:**
  Die Muskeln auf der Oberschenkelinnenseite bewirken das Anspreizen und Einwärtsdrehen der Hüfte und rotieren den Oberschenkel nach innen; die hintere Oberschenkelmuskulatur beugt das Bein im Kniegelenk.

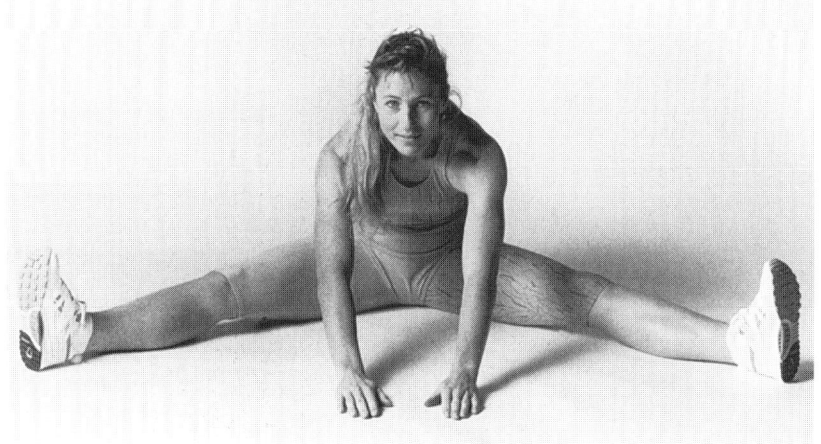

Übung 18:

Dehnung der inneren Oberschenkelmuskulatur (= Adduktoren)

Nehmen Sie den Kniestand ein. Die Oberschenkel und der Oberkörper bilden eine Senkrechte. Spreizen Sie das rechte Bein seitlich ab und stellen Sie den Fuß des abgespreizten Beines auf die Fußinnenkante. Die Fußspitze zeigt nach vorne. Spreizen Sie das Bein möglichst weit ab und halten Sie die erreichte Position zehn Sekunden.

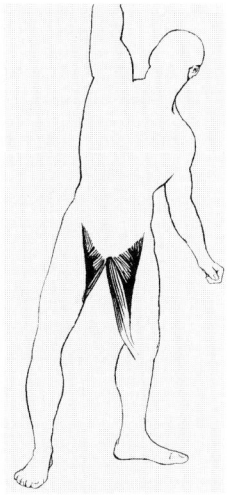

* **Achtung:** Weichen Sie mit dem Oberkörper nicht zur Seite oder nach vorn bzw. hinten aus. Halten Sie sich bei Gleichgewichtsproblemen an einem festen Gegenstand fest.
* **Funktion der gedehnten Muskulatur:**
  Die Adduktoren spreizen den Oberschenkel an und rotieren diesen nach innen.

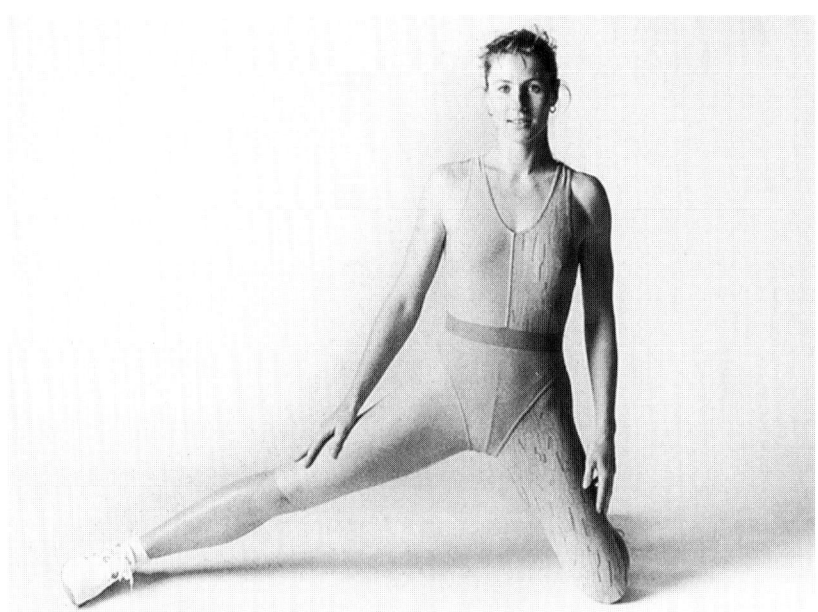

Übung 19:

Dehnung der inneren Oberschenkelmuskulatur (= Adduktoren)

Nehmen Sie eine weite Grätschstellung ein und halten Sie den Oberkörper aufrecht. Winkeln Sie das rechte Bein an und verlagern Sie Ihr Körpergewicht auf das angewinkelte Bein. Verbleiben Sie in dieser Position zehn Sekunden.

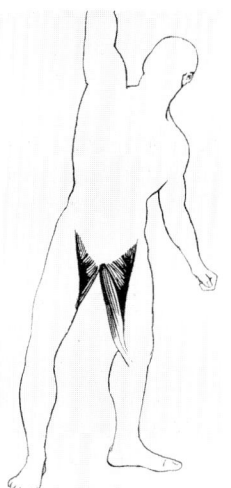

- **Achtung:** Stellen Sie beide Füße parallel zueinander, sodass die Fußspitzen nach vorne zeigen. Die Arme können auf die Beine gestützt werden. Halten Sie den Oberkörper aufrecht.
- **Funktion der gedehnten Muskulatur:**
  Die Adduktoren spreizen den Oberschenkel an und rotieren diesen nach innen.

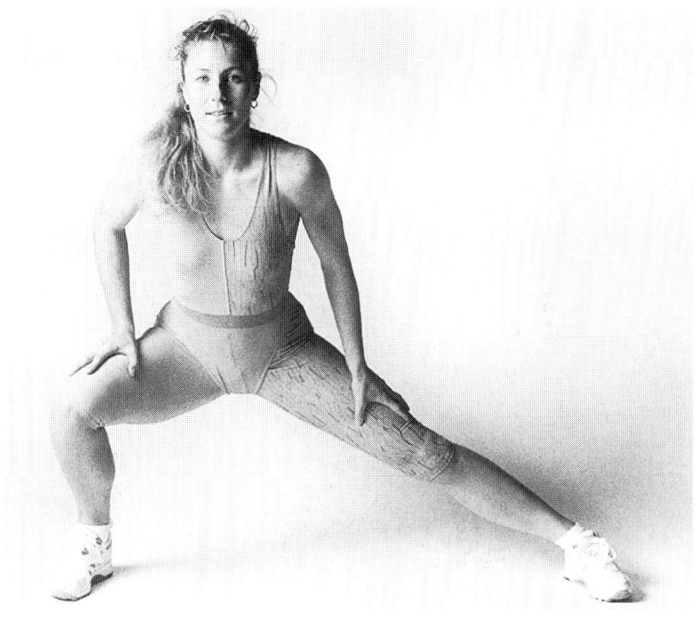

Übung 20:

Dehnung der Gesäßmuskulatur und der äußeren Oberschenkelmuskulatur

Nehmen Sie einen aufrechten Sitz mit gestreckten Beinen ein. Winkeln Sie das rechte Bein an und setzen Sie es über das linke gestreckte Bein hinweg. Der Fuß des rechten Beins soll auf Höhe des linken Oberschenkels aufsetzen.

Stützen Sie sich mit dem rechten Arm ab und ziehen Sie das angewinkelte rechte Knie mit dem linken Arm nahe an den Oberkörper heran. Bleiben Sie in dieser Stellung zehn Sekunden sitzen.

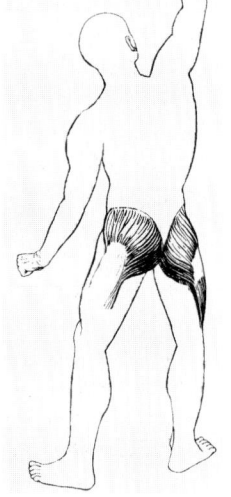

- **Achtung:** Drücken Sie das linke gestreckte Bein fest an den Boden. Halten Sie den Oberkörper aufrecht.
- **Funktion der gedehnten Muskulatur:**
  Die genannte Muskulatur streckt die Hüfte und bewirkt das Abspreizen und Auswärtsdrehen der Hüfte.

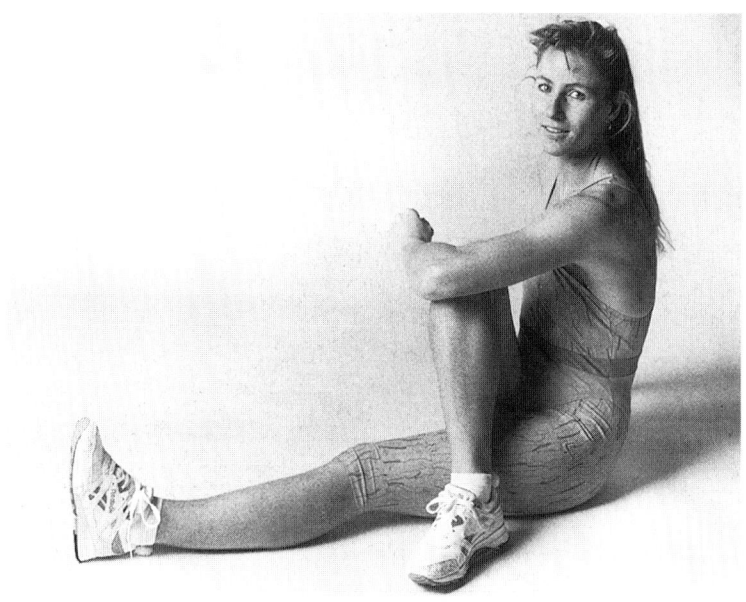

Übung 21:

Dehnung der Hüftbeugemuskulatur

Führen Sie einen weiten Ausfallschritt nach vorne durch. Halten Sie das hintere Bein gestreckt und setzen Sie den Fuß auf Zehenspitzen und Fußballen auf den Boden.

Stützen Sie sich mit den Händen auf dem vorderen angewinkelten Bein ab. Verharren Sie zehn Sekunden in der für Sie maximalen Ausfallschrittstellung.

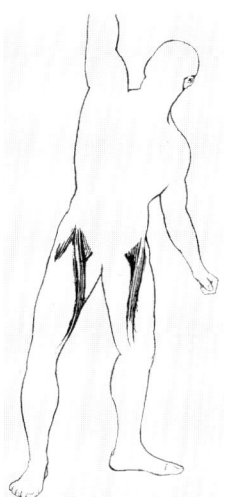

- **Achtung:** Bilden Sie mit dem gestreckten hinteren Bein und dem Oberkörper etwa eine Linie. Erreichen Sie im vorderen Bein einen 90°-Winkel zwischen Ober- und Unterschenkel.
- **Funktion der gedehnten Muskulatur:**
  Die Hüftbeugemuskulatur bewirkt das Beugen der Hüfte und das Heben des Oberschenkels.

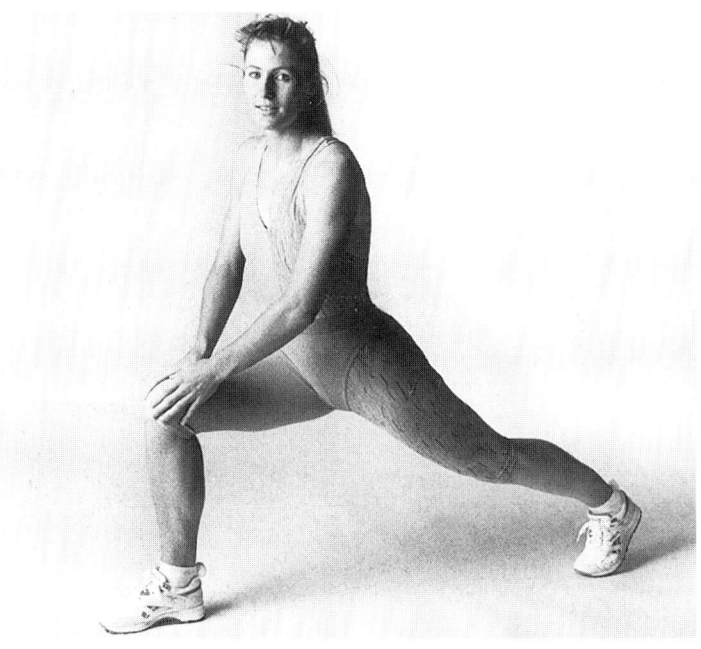

Übung 22:

Dehnung der Hüftbeugemuskulatur

Führen Sie einen weiten Ausfallschritt nach vorne durch. Nehmen Sie im vorderen Bein einen 90°-Winkel zwischen Ober- und Unterschenkel ein. Setzen Sie jetzt das Knie des hinteren Beins auf den Boden auf und legen Sie den Fuß des hinteren Beines mit dem Spann auf den Boden. Halten Sie diese Position zehn-Sekunden.

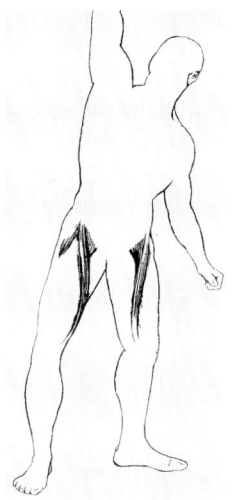

- **Achtung:** Bilden Sie mit dem hinteren Bein und dem Oberkörper etwa eine Linie. Vermeiden Sie eine Hohlkreuzhaltung.
- **Funktion der gedehnten Muskulatur:**
  Die Hüftbeugemuskulatur bewirkt das Beugen der Hüfte und das Heben des Oberschenkels.

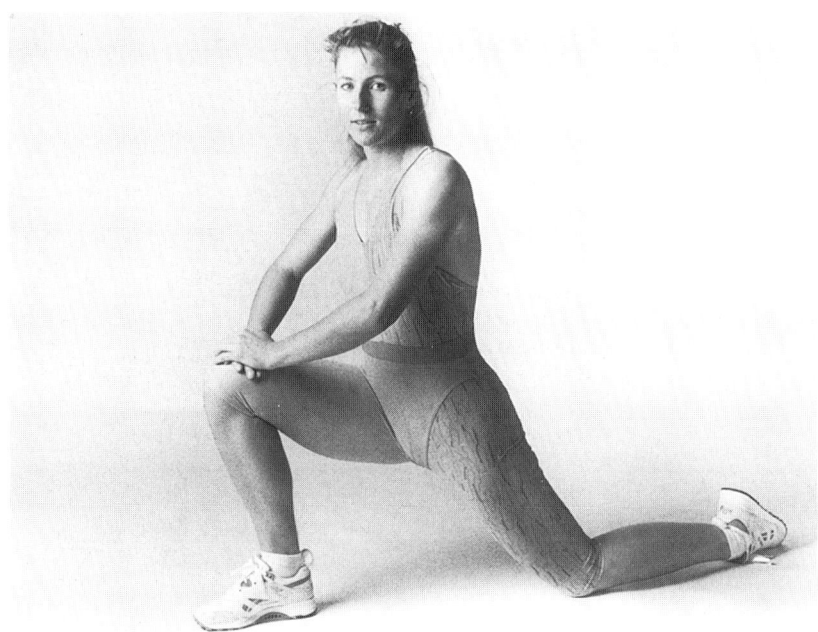

Übung 23:

Dehnung der Gesäßmuskulatur

Nehmen Sie die Rückenlage ein und winkeln Sie das rechte Bein an. Umfassen Sie den rechten Oberschenkel und ziehen Sie das leicht gebeugte rechte Bein nahe an den Oberkörper heran. Pressen Sie das linke Bein gestreckt auf den Boden. Ziehen Sie die beiden Fußspitzen an. Halten Sie diese Stellung zehn Sekunden.

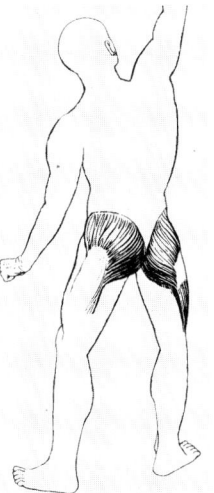

* **Achtung:** Pressen Sie den Rücken und das gestreckte Bein an den Boden.
* **Funktion der gedehnten Muskulatur:**
  Die Gesäßmuskulatur streckt die Hüfte.

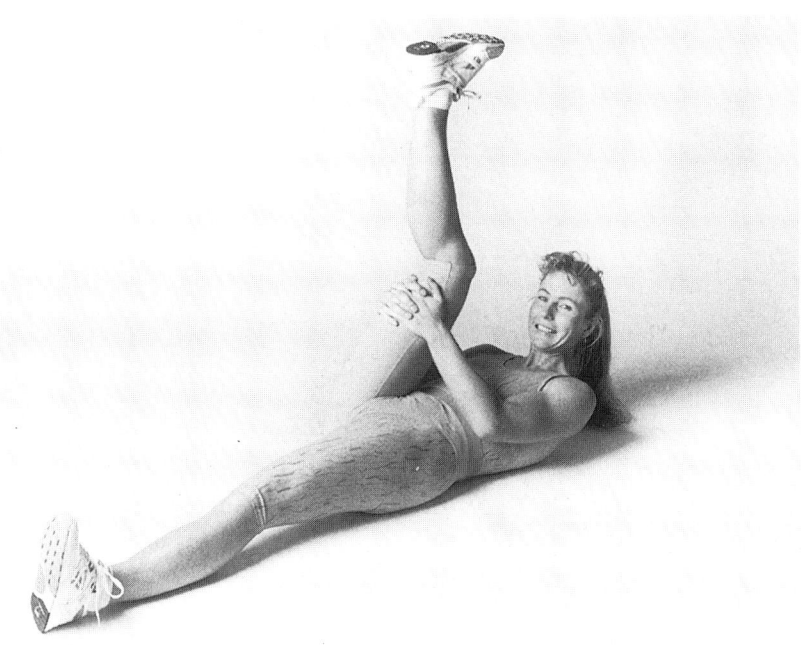

Übung 24:

Dehnung der Gesäßmuskulatur

Nehmen Sie die Rückenlage ein und winkeln Sie das rechte Bein an. Umfassen Sie das stark gebeugte rechte Bein und ziehen Sie es nahe an den Oberkörper heran. Pressen Sie das linke Bein gestreckt auf den Boden. Ziehen Sie die beiden Fußspitzen an. Halten Sie diese Stellung zehn Sekunden.

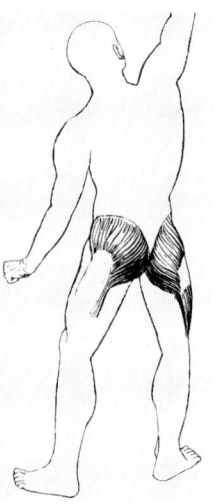

- **Achtung:** Pressen Sie den Rücken und das gestreckte Bein an den Boden.
- **Funktion der gedehnten Muskulatur:**
  Die Gesäßmuskulatur streckt die Hüfte.

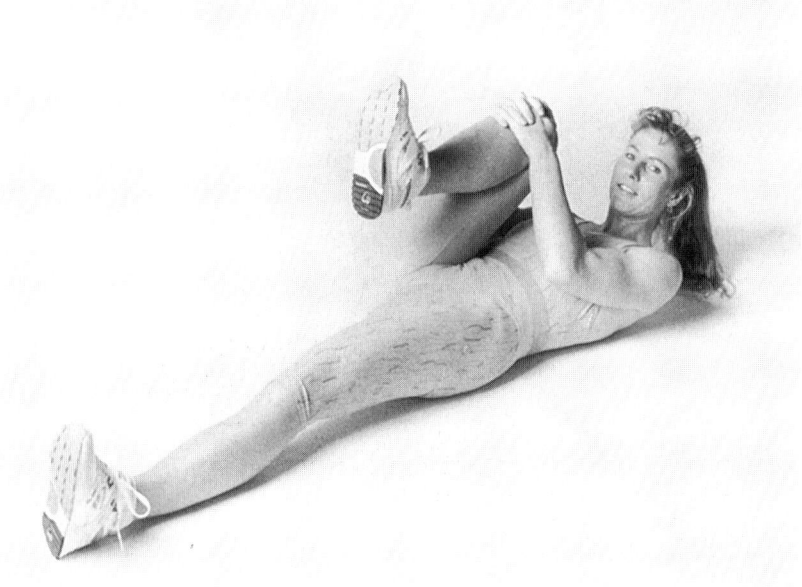

Übung 25:

Dehnung der Gesäßmuskulatur und der hinteren Oberschenkelmuskulatur

Nehmen Sie die Rückenlage ein. Winkeln Sie das rechte Bein zunächst an und strecken Sie es danach gleich nach hinten oben, sodass zwischen dem liegenden Bein und dem angehobenen Bein etwa ein 90°-Winkel entsteht. Umfassen Sie zur Unterstützung das gestreckte rechte Bein und ziehen Sie es in Richtung Oberkörper heran. Pressen Sie das linke Bein gestreckt auf den Boden. Ziehen Sie beide Fußspitzen an. Halten Sie diese Stellung zehn Sekunden.

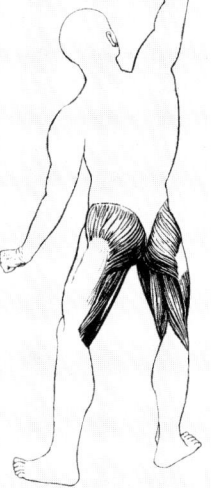

- **Achtung:** Pressen Sie den Rücken und das gestreckte linke Bein an den Boden. Führen Sie die Bewegung vorsichtig aus und benutzen Sie u.U. eine Partnerhilfe, die das rechte Bein anhebt und in Richtung Oberkörper drückt.
- **Funktion der gedehnten Muskulatur:**
  Die Gesäßmuskulatur streckt die Hüfte; die hintere Oberschenkelmuskulatur beugt das Bein im Kniegelenk.

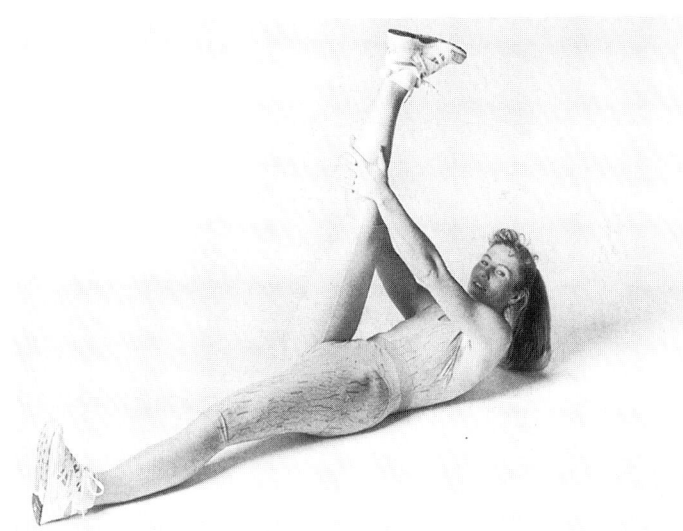

Übung 26:

Dehnung der hinteren Oberschenkelmuskulatur und der Wadenmuskulatur

Nehmen Sie die Sitzposition ein, wobei der Oberkörper aufrecht gehalten wird und beide Beine geschlossen und gestreckt am Boden liegen. Ziehen Sie die Fußspitzen an und pressen Sie die gestreckten Beine fest auf den Boden. Neigen Sie den Oberkörper mit geradem Rücken in der Hüfte nach vorne. Versuchen Sie, mit den Händen in Richtung Füße zu fassen. Wenn Sie Ihre Endstellung erreicht haben, verharren Sie zehn Sekunden.

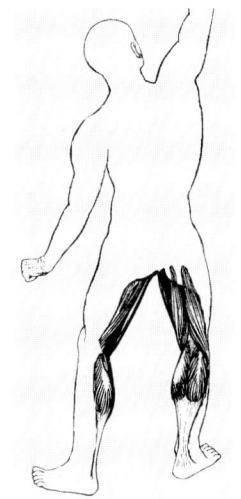

- **Achtung:** Halten Sie die Beine gestreckt. Neigen Sie den Oberkörper mit geradem Rücken. Wenn es Ihnen schwer fällt, in dieser Position zu sitzen, legen Sie sich ein Kissen unter das Gesäß, um das Becken in die richtige Stellung zu bringen.
- **Funktion der gedehnten Muskulatur:**
  Die hintere Oberschenkelmuskulatur beugt das Bein im Kniegelenk; die Wadenmuskulatur streckt den Fuß.

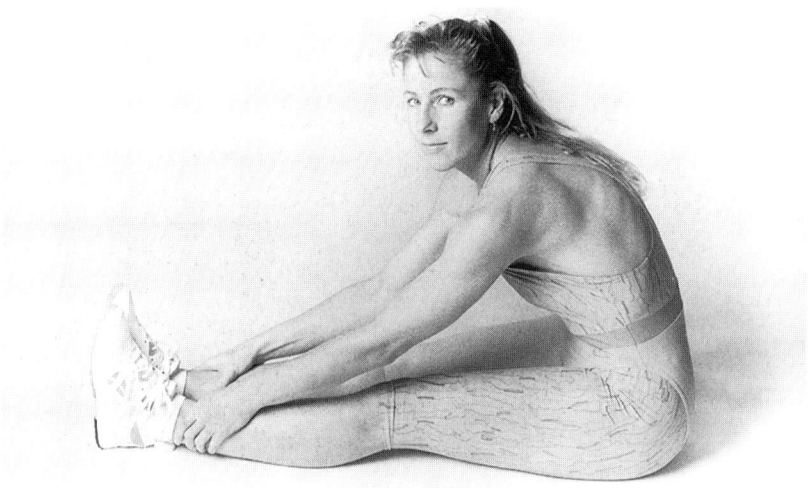

Übung 27:

Dehnung der hinteren Oberschenkelmuskulatur und der Wadenmuskulatur

Nehmen Sie die Sitzposition ein, wobei der Oberkörper aufrecht gehalten wird und beide Beine geschlossen und gestreckt am Boden liegen. Strecken Sie die Fußspitzen und pressen Sie die gestreckten Beine fest auf den Boden. Neigen Sie den Oberkörper mit geradem Rücken in der Hüfte nach vorne. Versuchen Sie, mit den Händen in Richtung Füße zu fassen. Behalten Sie diese Dehnposition bei und ziehen Sie jetzt beide Fußspitzen an. Verharren Sie so noch zehn Sekunden.

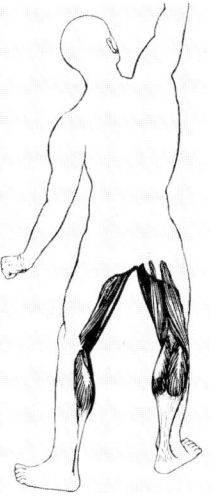

- **Achtung:** Halten Sie die Beine gestreckt. Neigen Sie den Oberkörper mit geradem Rücken. Wenn es Ihnen schwer fällt, in dieser Position zu sitzen, legen Sie sich ein Kissen unter das Gesäß, um das Becken in der richtigen Stellung zu halten.
- **Funktion der gedehnten Muskulatur:**
  Die hintere Oberschenkelmuskulatur beugt das Bein im Kniegelenk; die Wadenmuskulatur streckt den Fuß.

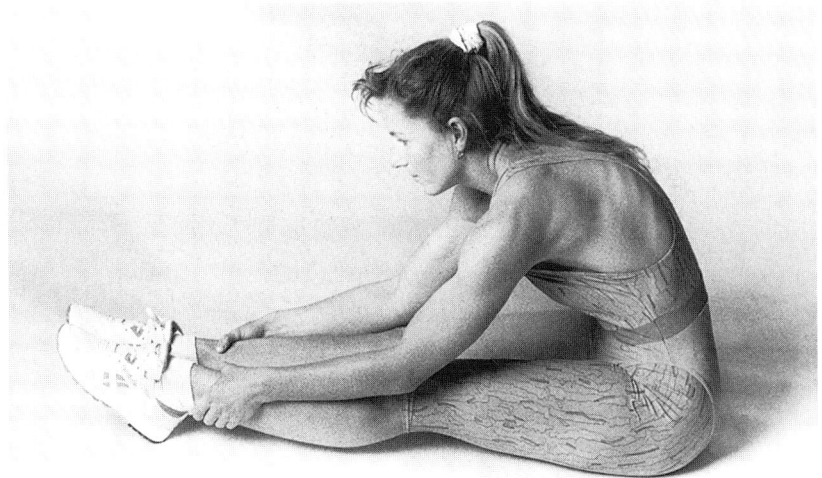

Übung 28:

Dehnung der hinteren Oberschenkelmuskulatur

Nehmen Sie den Kniestand mit aufrechtem Oberkörper ein. Strecken Sie das rechte Bein nach vorne weg und setzen Sie es mit der Ferse auf. Lassen Sie das linke Bein im Kniestand, sodass der linke Oberschenkel und der Oberkörper eine Senkrechte bilden. Beugen Sie jetzt den geraden Oberkörper über das rechte gestreckte Bein nach vorn unten. Halten Sie die erreichte Endstellung zehn Sekunden lang.

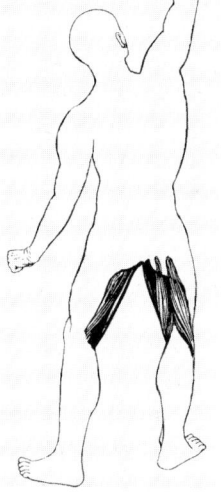

- **Achtung:** Strecken Sie das rechte Bein vollständig.
- **Funktion der gedehnten Muskulatur:**
  Die hintere Oberschenkelmuskulatur beugt das Bein im Kniegelenk.

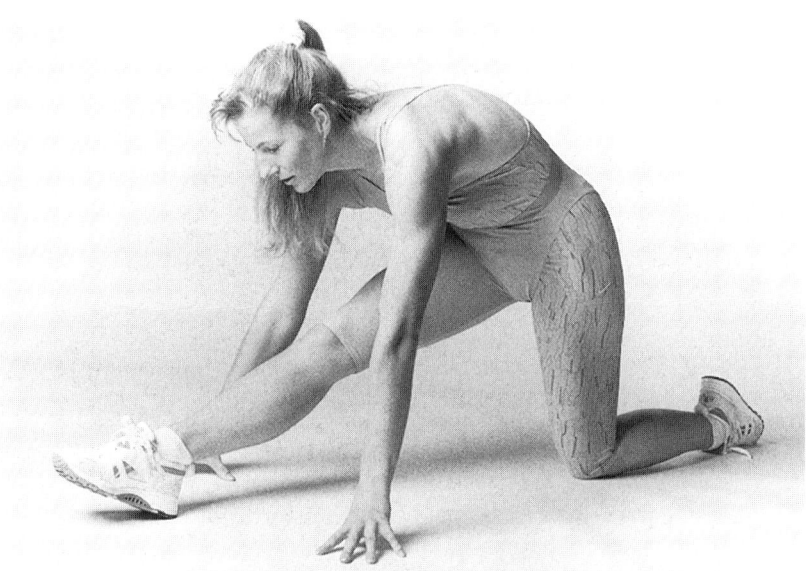

Übung 29:

Dehnung der hinteren Oberschenkelmuskulatur und der Wadenmuskulatur

Nehmen Sie den Kniestand mit aufrechtem Oberkörper ein. Strecken Sie das rechte Bein nach vorne weg und setzen Sie es mit der Ferse auf. Die Fußspitze des gestreckten Beines ist gestreckt. Lassen Sie das linke Bein im Kniestand, sodass der linke Oberschenkel und der Oberkörper eine Senkrechte bilden. Beugen Sie den geraden Oberkörper über das rechte gestreckte Bein nach vorn unten. Ziehen Sie jetzt in der für Sie maximalen Dehnstellung die Fußspitze des gestreckten Beines an.

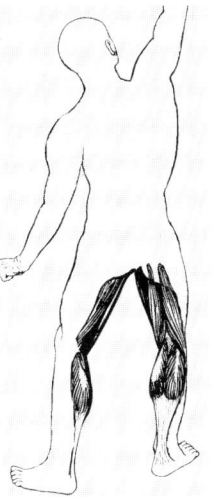

* Achtung: Strecken Sie das rechte Bein vollständig.
* Funktion der gedehnten Muskulatur:
  Die hintere Oberschenkelmuskulatur beugt das Bein im Kniegelenk; die Wadenmuskulatur streckt den Fuß.

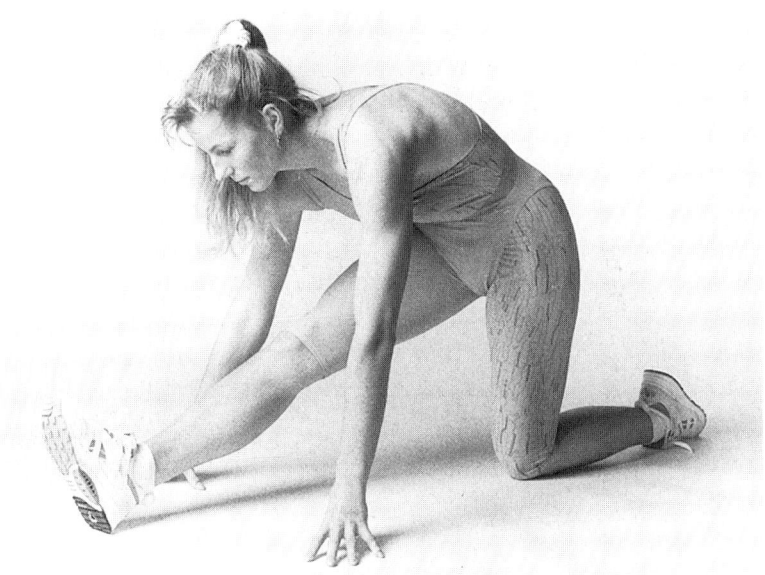

Übung 30:

Dehnung der vorderen Oberschenkelmuskulatur

Nehmen Sie den aufrechten Stand ein. Greifen Sie mit der rechten Hand den linken Fuß am Fußgelenk. Winkeln Sie das Bein stark an und ziehen Sie den Fuß möglichst weit zum Gesäß heran. Mit der anderen Hand können Sie sich an einem festen Gegenstand festhalten. Der Oberschenkel des angewinkelten Beines und der Oberkörper sollen eine Linie bilden. Harren Sie in dieser Stellung zehn Sekunden aus.

- **Achtung:** Halten Sie beide Knie eng beieinander. Vermeiden Sie eine Hohlkreuzhaltung, indem Sie Bauch und Gesäß anspannen.
- **Funktion der gedehnten Muskulatur:**
  Die vordere Oberschenkelmuskulatur beugt die Hüfte und streckt das Bein im Kniegelenk.

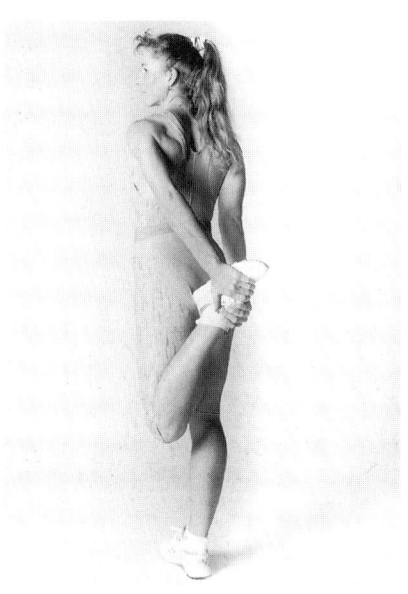
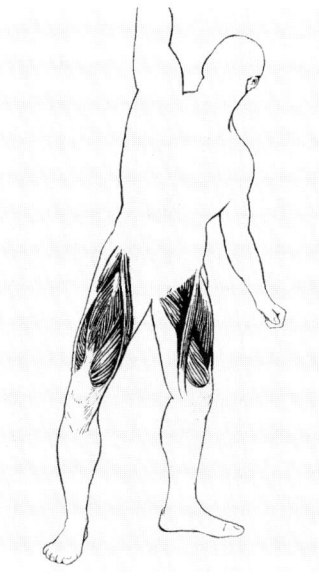

Übung 31:

Dehnung der vorderen Oberschenkelmuskulatur

Nehmen Sie am Boden die Bauchlage ein. Winkeln Sie das linke Bein an und greifen Sie mit der rechten Hand um das linke Fußgelenk. Ziehen Sie den linken Fuß möglichst weit zum Gesäß. Drücken Sie den Oberkörper, die Hüfte und den Oberschenkel des rechten Beines fest an den Boden und verbleiben Sie so zehn Sekunden.

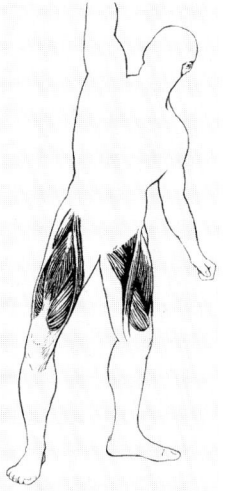

- **Achtung:** Halten Sie beide Knie eng beieinander. Vermeiden Sie eine Hohlkreuzhaltung. Um eine verstärkte Dehnung zu erzeugen, kann der Oberschenkel des angewinkelten Beines vom Boden angehoben werden.
- **Funktion der gedehnten Muskulatur:** Die vordere Oberschenkelmuskulatur beugt die Hüfte und streckt das Bein im Kniegelenk.

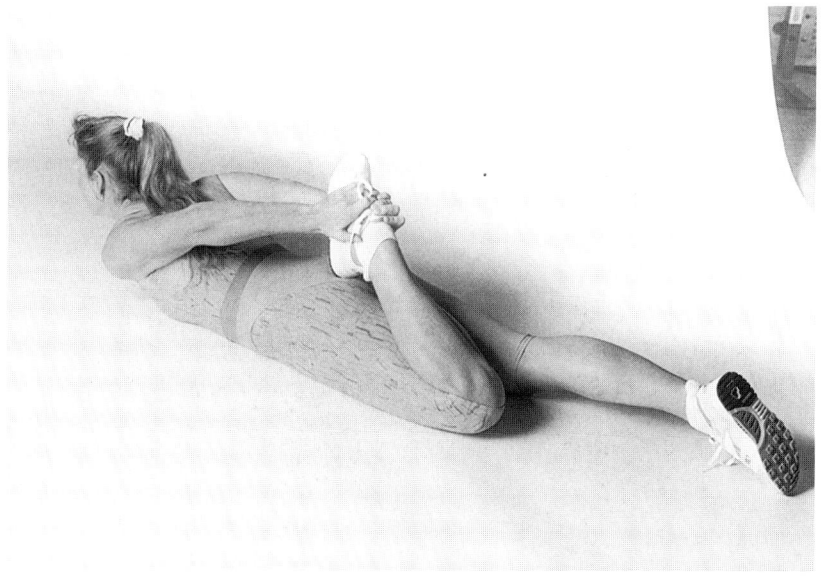

Übung 32:

Dehnung der vorderen Oberschenkelmuskulatur

Nehmen Sie die Seitenlage ein. Legen Sie sich dabei auf das rechte Bein und stützen Sie sich mit dem rechten Arm ab. Winkeln Sie das linke Bein an und ziehen Sie den linken Fuß mit der linken Hand zum Gesäß. Sie haben die richtige Dehnposition, wenn beide Oberschenkel und der Oberkörper eine Linie bilden. Halten Sie diese Position zehn Sekunden.

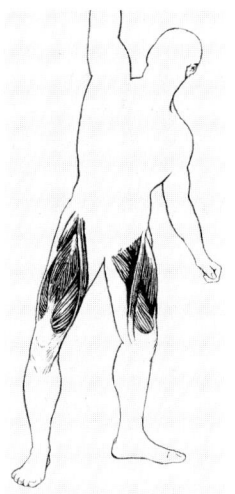

- **Achtung:** Halten Sie beide Knie eng beieinander. Vermeiden Sie eine Hohlkreuzhaltung, indem Sie Bauch und Gesäß anspannen. Um eine verstärkte Dehnung zu erzeugen, kann der linke Oberschenkel hinter den rechten Oberschenkel nach hinten gezogen werden.
- **Funktion der gedehnten Muskulatur:** Die vordere Oberschenkelmuskulatur beugt die Hüfte und streckt das Bein im Kniegelenk.

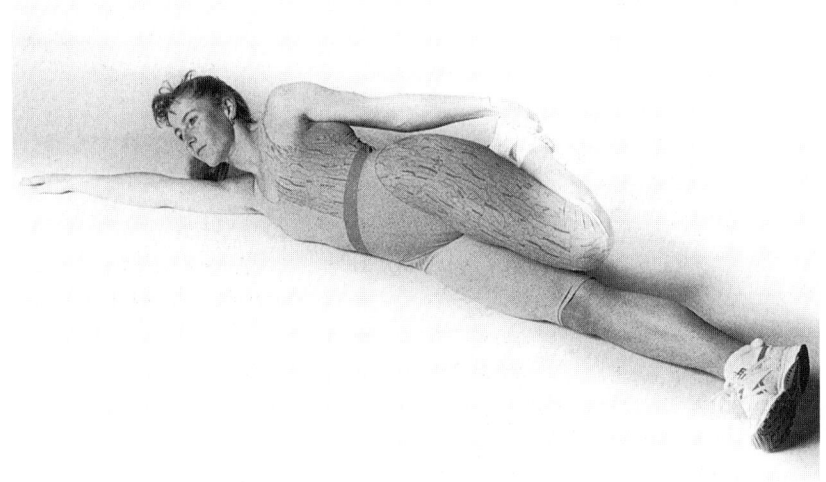

Übung 33:

Dehnung der vorderen Oberschenkelmuskulatur

Nehmen Sie einen Kniestand ein und setzen Sie dann das rechte Bein nach vorne. Setzen Sie das rechte Bein auf dem flachen Fuß auf, sodass zwischen Ober- und Unterschenkel ein 90°-Winkel entsteht. Greifen Sie jetzt mit der rechten Hand den Fuß des sich noch im Kniestand befindlichen linken Beines. Ziehen Sie den linken Fuß zum Gesäß. Halten Sie sich mit der linken Hand an einem festen Gegenstand fest, um das Gleichgewicht zu halten. Harren Sie in dieser Stellung zehn Sekunden aus.

- **Achtung:** Vermeiden Sie eine Hohlkreuzhaltung, indem Sie Bauch und Gesäß anspannen.
- **Funktion der gedehnten Muskulatur:**
  Die vordere Oberschenkelmuskulatur beugt die Hüfte und streckt das Bein im Kniegelenk.

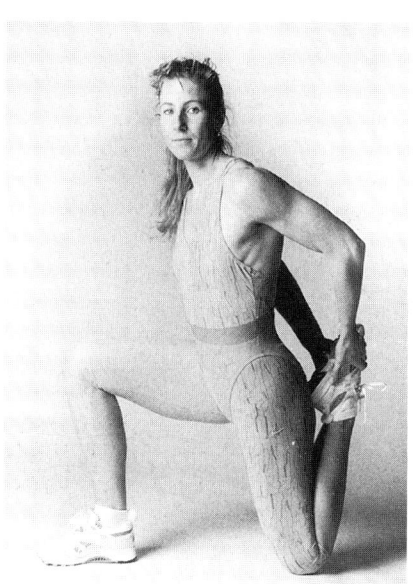 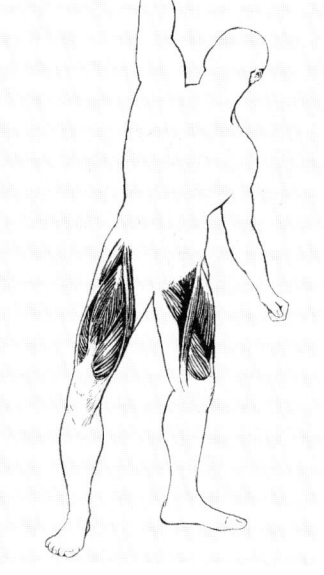

Übung 34:

Dehnung der hinteren Unterschenkelmuskulatur (Wade)

Stellen Sie sich in einer Entfernung von etwa einem Meter im aufrechten Stand vor eine Wand o.ä. Stützen Sie sich dann mit beiden Händen an der Wand ab. Ihre Füße stehen etwa schulterbreit parallel zueinander und zeigen mit den Fußspitzen zur Wand. Stützen Sie sich so an der Wand ab, dass Ihr gesamter Körper eine schräge Linie bildet. Entfernen Sie aus dieser Stellung heraus Ihre Füße so weit von der Wand, dass beide Fußsohlen noch Bodenkontakt halten können und der Körper in einer Linie bleibt. Verweilen Sie in der Endstellung für zehn Sekunden.

*   **Achtung:** Stellen Sie beide Füße parallel, sodass die Fußspitzen zur Wand zeigen. Vermeiden Sie ein Ausweichen der Hüfte nach vorne oder hinten.
*   **Funktion der gedehnten Muskulatur:**
    Die Wadenmuskulatur beugt das Bein im Kniegelenk und ist für die Fußstreckung verantwortlich.

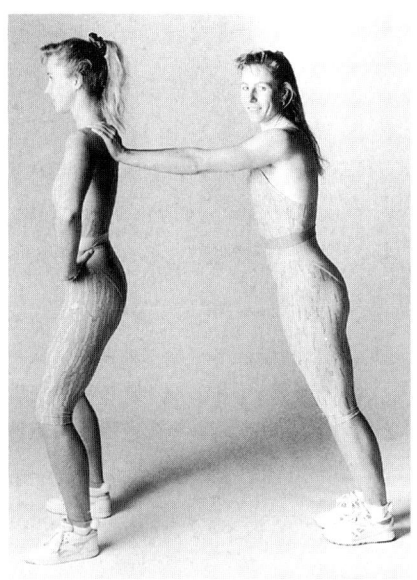 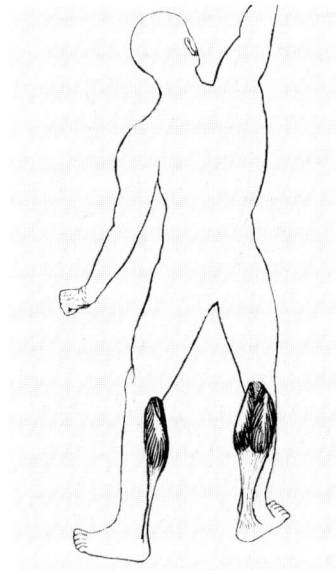

Übung 35:

Dehnung der hinteren Unterschenkelmuskulatur (Wade)

Stellen Sie sich in einer Entfernung von etwa einem Meter im aufrechten Stand vor eine Wand o.ä. Stützen Sie sich dann mit beiden Händen an der Wand ab. Ihre Füße stehen etwa schulterbreit parallel zueinander und zeigen mit den Fußspitzen zur Wand. Stützen Sie sich so an der Wand ab, dass Ihr gesamter Körper eine schräge Linie bildet. Beugen Sie jetzt das rechte Bein und setzen Sie es gebeugt näher zur Wand heran. Entfernen Sie aus dieser Stellung heraus das linke Bein so weit von der Wand, dass die linke Fußsohle den Bodenkontakt nicht verliert. Verharren Sie in der Endstellung zehn Sekunden.

- **Achtung:** Beide Fußspitzen zeigen zur Wand. Halten Sie den Oberkörper und das gestreckte linke Bein in einer Linie; weichen Sie mit der Hüfte nicht nach vorne oder hinten aus.
- **Funktion der gedehnten Muskulatur:**
  Die Wadenmuskulatur beugt das Bein im Kniegelenk und ist für die Fußstreckung verantwortlich.

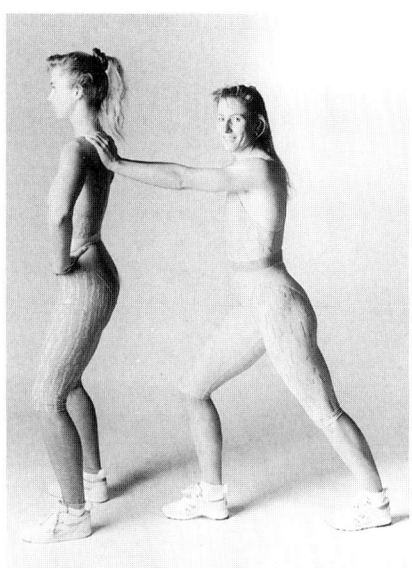
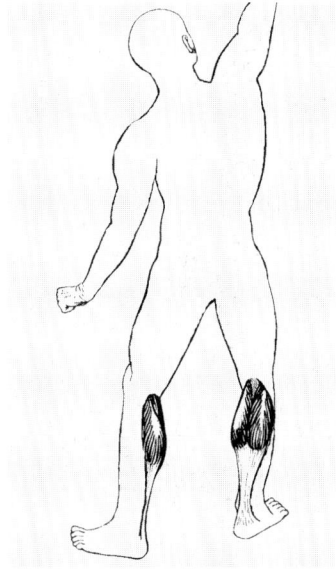

Übung 36:

Dehnung der hinteren Unterschenkelmuskulatur (Wade)

Suchen Sie sich eine etwa 5 cm hohe Kante (z.B. ein Telefonbuch). Setzen Sie in einer Schrittstellung Ihren linken Fuß mit dem Fußballen auf diese Kante. Die Ferse des linken Fußes soll Bodenkontakt haben. Verlagern Sie im aufrechten Stand Ihr Körpergewicht auf den linken Fuß, der auf der Kante steht und verbleiben Sie so für zehn Sekunden.

*   **Achtung:** Stehen Sie aufrecht und bringen Sie das Körpergewicht über den Fuß, der auf der Kante steht.
*   **Funktion der gedehnten Muskulatur:**
    Die Wadenmuskulatur beugt das Bein im Kniegelenk und ist für die Fußstreckung verantwortlich.

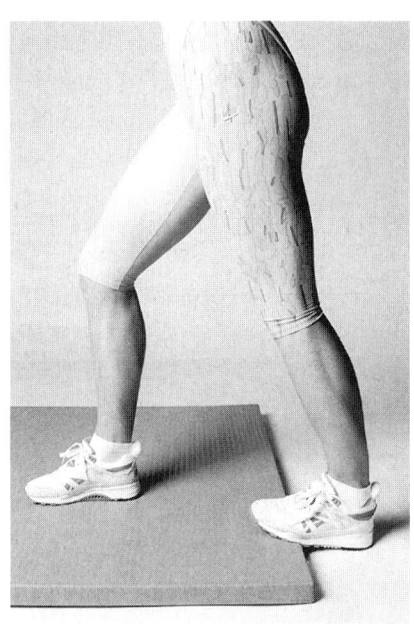
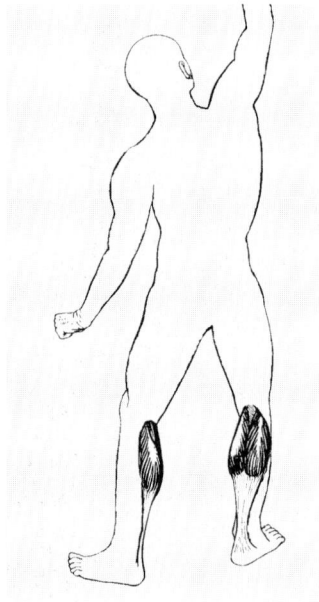

Übung 37:

Dehnung der vorderen Unterschenkelmuskulatur (Schienbein) und der vorderen Fußmuskulatur

Nehmen Sie eine Sitzposition ein und legen Sie den rechten Unterschenkel auf den linken Oberschenkel. Greifen Sie auf den rechten Fuß und überstrecken Sie den rechten Fuß im Fußgelenk. Halten Sie die Dehnstellung zehn Sekunden.

* **Achtung:** Überstrecken Sie den Fuß langsam. Fassen Sie nicht nur die Zehen, sondern den gesamten Fuß.
* **Funktion der gedehnten Muskulatur:**
  Die vordere Unterschenkel- und Fußmuskulatur beugt den Fuß und die Zehen und wendet den Fuß zur rechten und linken Seite.

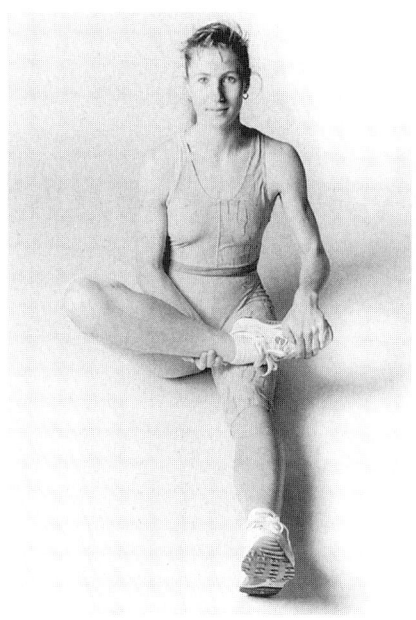
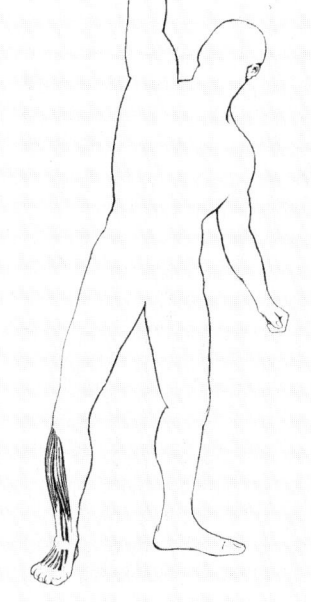

IV. Kräftigungsübungen für die Arme

Übung 38:

Kräftigung der Fingermuskulatur, der Unterarmmuskulatur und des Deltamuskels

Strecken Sie beide Arme nach vorne aus, sodass sich beide Hände in Augenhöhe befinden. Bilden Sie im Wechsel mit den Fingern eine Faust und strecken Sie die Finger wieder. Führen Sie die Bewegungen dreißig Sekunden lang aus.

* **Achtung:** Stehen Sie aufrecht und halten Sie die Arme in ihrer ursprünglichen Höhe. Führen Sie die Bewegung zunächst langsam und dann immer etwas schneller aus.
* **Funktion der gekräftigten Muskulatur:**
  Die Fingermuskulatur ist für Bewegungen der Finger verantwortlich; die Unterarmmuskulatur bewirkt Bewegungen der Hand und ist an Fingerbewegungen beteiligt; der Deltamuskel hebt die Schulter und den Arm und ist für das Abspreizen des Armes verantwortlich.

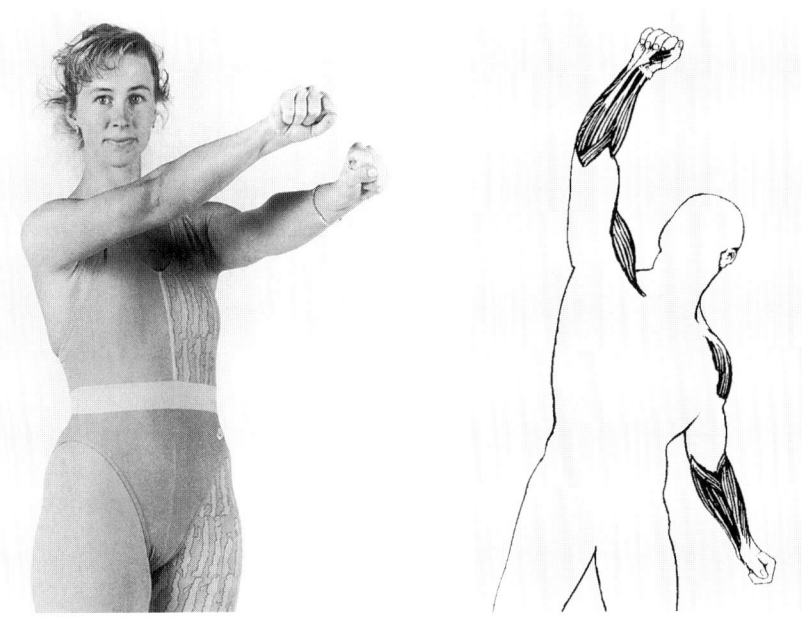

Übung 39:

Kräftigung der Finger- und Unterarmmuskulatur und des Deltamuskels

Nehmen Sie einen weichen Gegenstand in beide Hände (z.B. Tennisbälle, Softbälle, Weichgummibälle oder -ringe). Strecken Sie beide Arme nach vorne aus, sodass sich beide Hände in Augenhöhe befinden. Drücken Sie den weichen Gegenstand möglichst fest zusammen. Entspannen Sie die Hände anschließend und drücken Sie dann wieder zu. Bewegen Sie sich so dreißig Sekunden lang.

- **Achtung:** Stehen Sie aufrecht und halten Sie die Arme in ihrer ursprünglichen Höhe. Führen Sie die Bewegung zunächst langsam und dann immer etwas schneller aus.
- **Funktion der gekräftigten Muskulatur:**
  Die Fingermuskulatur ist für Bewegungen der Finger verantwortlich; die Unterarmmuskulatur bewirkt Bewegungen der Hand und ist an Fingerbewegungen beteiligt; der Deltamuskel hebt die Schulter und den Arm und ist für das Abspreizen des Armes verantwortlich.

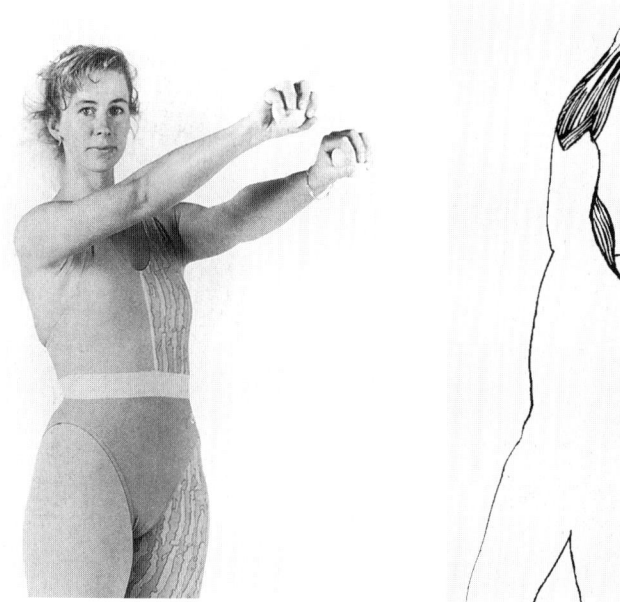
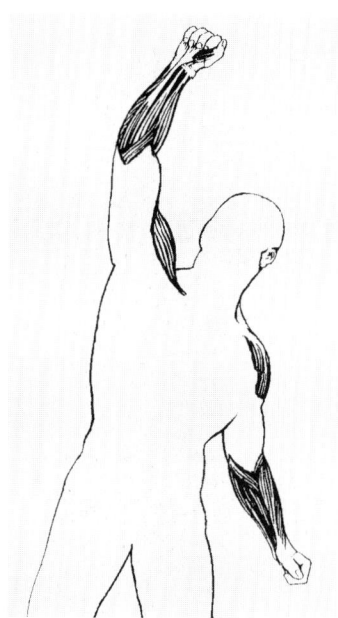

Übung 40:

Kräftigung der Unterarmmuskulatur

Strecken Sie beide Arme nach vorne aus, sodass sich die Hände in Augenhöhe befinden. Führen Sie mit den Händen im Handgelenk dreißig Sekunden lang Kreisbewegungen in beide Richtungen durch.

- **Achtung:** Stehen Sie aufrecht und halten Sie die Arme in ihrer ursprünglichen Höhe. Führen Sie die Kreisbewegungen relativ langsam aus.
- **Funktion der gekräftigten Muskulatur:**
  Die Unterarmmuskulatur bewirkt Bewegungen der Hand (Kreisen, Beugen, Strecken).

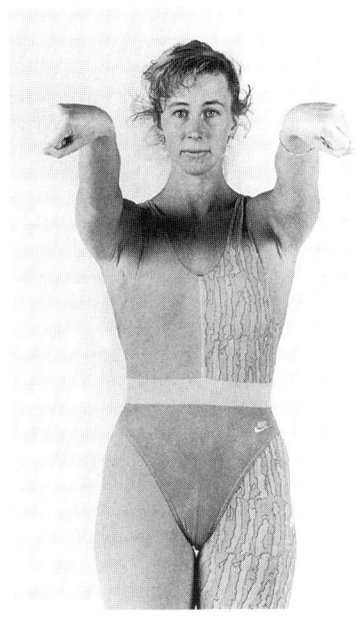
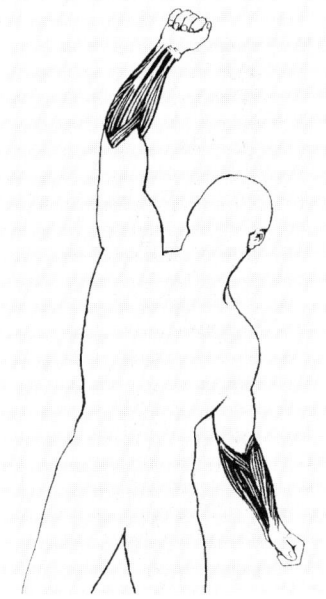

Übung 41:

Kräftigung der Schulter- und hinteren Oberarmmuskulatur

Fassen Sie ein Handtuch oder Seil mit beiden Händen etwa schulterbreit. Führen Sie beide Arme gestreckt in die Hochhalte, sodass sich Ihr Kopf zwischen den Oberarmen befindet. Setzen Sie das Handtuch/Seil in dieser Stellung unter Spannung. Versuchen Sie, mit gestreckten Armen das Handtuch/Seil auseinander zu ziehen.

Ziehen Sie für zehn Sekunden, entspannen Sie kurz Ihre Muskulatur und wiederholen Sie die Anspannung noch dreimal.

* **Achtung:** Atmen Sie normal und ruhig. Ziehen Sie nicht ruckartig. Vermeiden Sie eine Hohlkreuzhaltung, indem Sie Bauch und Gesäß anspannen.
* **Funktion der gekräftigten Muskulatur:**
  Die Schultermuskulatur ist für das Heben, Drehen und Pendeln des Armes verantwortlich; die hintere Oberarmmuskulatur streckt den Arm im Ellenbogengelenk.

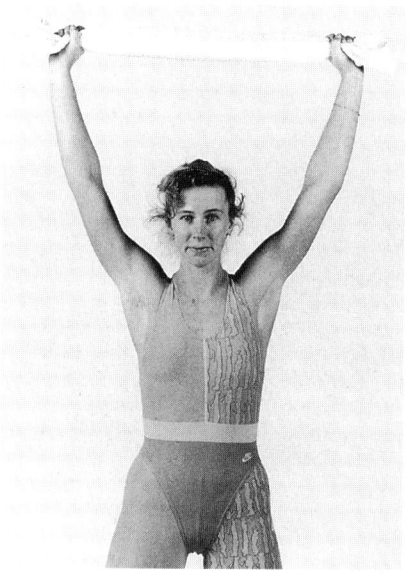
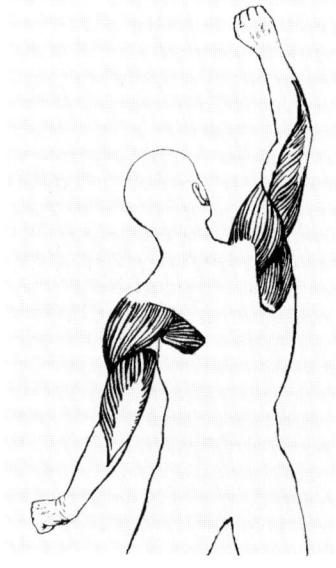

Übung 42:

Kräftigung der Schulter- und hinteren Oberarmmuskulatur und der Rückenmuskulatur

Fassen Sie ein Handtuch oder Seil mit beiden Händen etwa schulterbreit. Führen Sie beide Arme gestreckt in die Hochhalte, sodass sich Ihr Kopf zwischen den Oberarmen befindet. Setzen Sie das Handtuch/Seil in dieser Stellung unter Spannung. Versuchen Sie, mit gestreckten Armen das Handtuch/Seil auseinander zu ziehen. Beugen Sie jetzt den Oberkörper in der Hüfte ab, sodass zwischen Oberkörper und Oberschenkeln ein 90°-Winkel entsteht. Ziehen Sie zehn Sekunden lang, entspannen Sie kurz Ihre Muskulatur und wiederholen Sie dies dreimal.

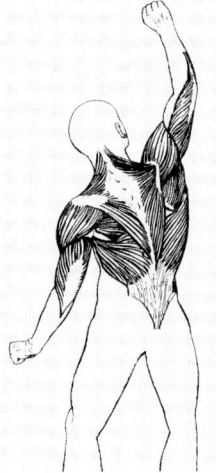

- **Achtung:** Atmen Sie normal und ruhig. Lassen Sie die Arme gestreckt und halten Sie den Kopf zwischen den Armen. Behalten Sie die Spannung des Handtuchs/Seils bei.
- **Funktion der gekräftigten Muskulatur:**
  Die Schultermuskulatur ist für das Heben, Drehen und Pendeln des Armes verantwortlich; die hintere Oberarmmuskulatur streckt den Arm im Ellenbogengelenk; die Rückenmuskulatur richtet den Oberkörper auf und stabilisiert ihn.

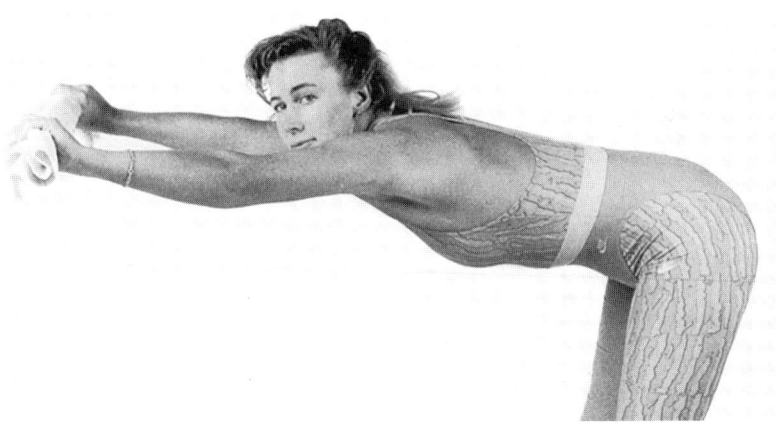

Übung 43:

Kräftigung der Schulter- und hinteren Oberarmmuskulatur

Fassen Sie ein Handtuch oder Seil mit beiden Händen etwa schulterbreit. Führen Sie beide Arme gestreckt in die Hochhalte, sodass sich Ihr Kopf zwischen den Oberarmen befindet. Setzen Sie das Handtuch/Seil in dieser Stellung unter Spannung. Versuchen Sie, mit gestreckten Armen das Handtuch/Seil auseinander zu ziehen. Neigen Sie jetzt den Oberkörper abwechselnd zur rechten und linken Seite. Verweilen Sie mit gespanntem Handtuch/Seil für je zehn Sekunden auf jeder Seite.

- **Achtung:** Atmen Sie normal und ruhig. Der Oberkörper, die Arme und die Beine sollen beim Neigen des Oberkörpers in einer Ebene bleiben. Die Arme sollen gestreckt bleiben, der Kopf soll zwischen den Armen gehalten werden und das Handtuch/Seil soll nicht an Spannung verlieren. Mit dieser Übung kräftigen Sie gleichzeitig die seitliche Rumpfmuskulatur.
- **Funktion der gekräftigten Muskulatur:**
  Die Schultermuskulatur ist für das Heben, Drehen und Pendeln des Armes verantwortlich; die hintere Oberarmmuskulatur streckt den Arm im Ellenbogengelenk.

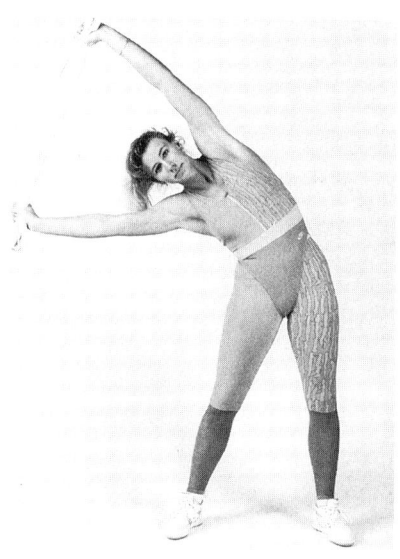 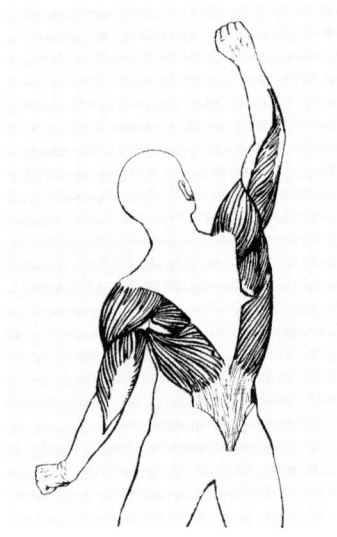

V. Kräftigungsübungen für den Rumpf

Übung 44:

Kräftigung der Schulter- und Nackenmuskulatur

Nehmen Sie den aufrechten Stand ein und beugen Sie beide Arme neben dem Körper stark an. Drücken Sie die Schulterblätter kräftig zusammen, sodass die Ellenbogen nach hinten hinter den Rücken wandern. Halten Sie diese Position zehn Sekunden, entspannen Sie kurz die Muskulatur und wiederholen Sie die Übung dreimal.

*   **Achtung:** Halten Sie den Rücken gerade und vermeiden Sie eine Hohlkreuzhaltung.
*   **Funktion der gekräftigten Muskulatur:**
    Die Schulter- und Nackenmuskulatur ist für Bewegungen des Kopfes und der Schulterblätter verantwortlich.

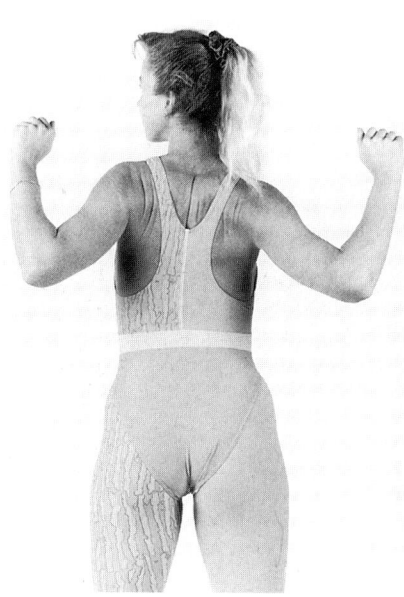
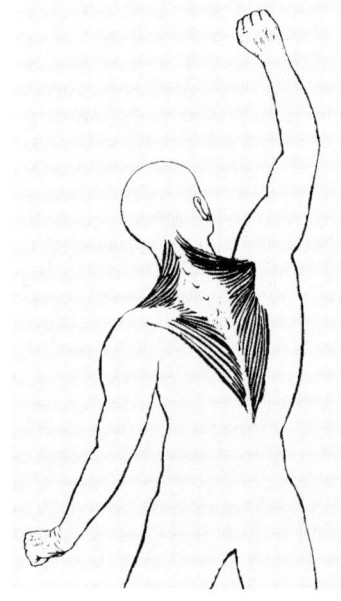

Übung 45 (Partnerübung!):

Kräftigung der Schulter- und Nackenmuskulatur

Nehmen Sie den aufrechten Stand ein und beugen Sie beide Arme neben dem Körper stark an. Drücken Sie die Schulterblätter kräftig zusammen, sodass die Ellenbogen nach hinten hinter den Rücken wandern. In dieser Stellung fasst ein Partner die nach hinten zeigenden Ellenbogen. Versuchen Sie, gegen den Widerstand des Partners Ihre Ellenbogen nach hinten zu bewegen.

- **Achtung:** Halten Sie den Rücken gerade und vermeiden Sie eine Hohlkreuzhaltung. Der Partner soll nur so viel Widerstand geben, dass Sie die Bewegung langsam ausführen können.
- **Funktion der gekräftigten Muskulatur:**
  Die Schulter- und Nackenmuskulatur ist für Bewegungen des Kopfes und der Schulterblätter verantwortlich.

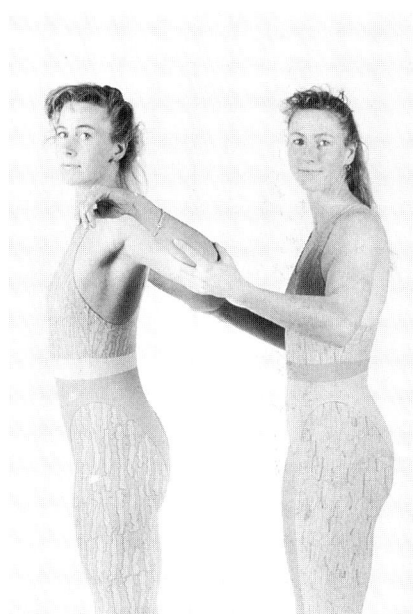
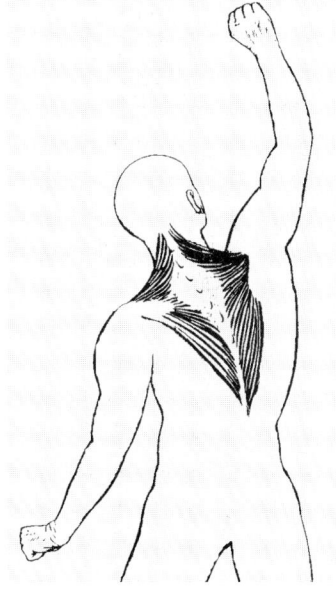

Übung 46:

Kräftigung der Brust- und vorderen Oberarmmuskulatur

Nehmen Sie im aufrechten Stand eine Position unmittelbar vor einer Wand ein. Legen Sie den linken Arm in Schulterhöhe flach an die Wand, die Handfläche und der Arm berühren die Wand. Üben Sie jetzt mit dem angelegten Arm für zehn Sekunden Druck auf die Wand aus. Entspannen Sie darauf Ihre Muskulatur kurz und wiederholen Sie die Übung dreimal.

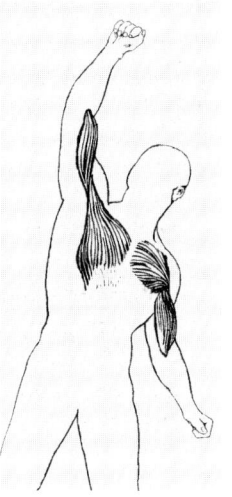

- **Achtung:** Üben Sie den Druck zunächst vorsichtig aus. Bleiben Sie im Oberkörper aufrecht. Halten Sie den angelegten Arm in Schulterhöhe.
- **Funktion der gekräftigten Muskulatur:** Die vordere Armmuskulatur bewirkt das Beugen des Armes im Ellenbogengelenk; die Brustmuskulatur ist für das Einwärtsdrehen des Armes verantwortlich.

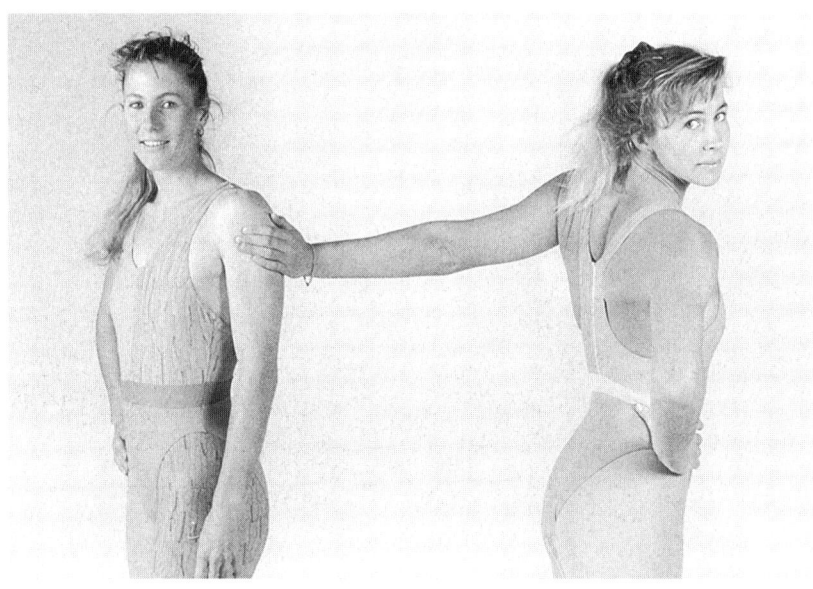

Übung 47:

Kräftigung der Rückenmuskulatur und der Gesäßmuskulatur

Nehmen Sie die Rückenlage mit angewinkelten Beinen ein. Setzen Sie die Füße etwa schulterbreit auf und legen Sie die Arme eng neben den Körper. Heben Sie aus dieser Position das Gesäß so weit an, bis der Oberkörper und die Oberschenkel eine Linie bilden. Halten Sie diese Position für zehn Sekunden.

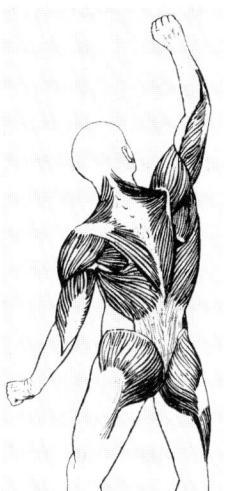

- **Achtung:** Atmen Sie normal und ruhig weiter. Heben Sie das Gesäß nicht zu hoch, damit keine Hohlkreuzhaltung entsteht.
- **Funktion der gekräftigten Muskulatur:**
  Die Rückenmuskulatur richtet den Oberkörper auf und stabiliert ihn; die Gesäßmuskulatur streckt die Hüfte.

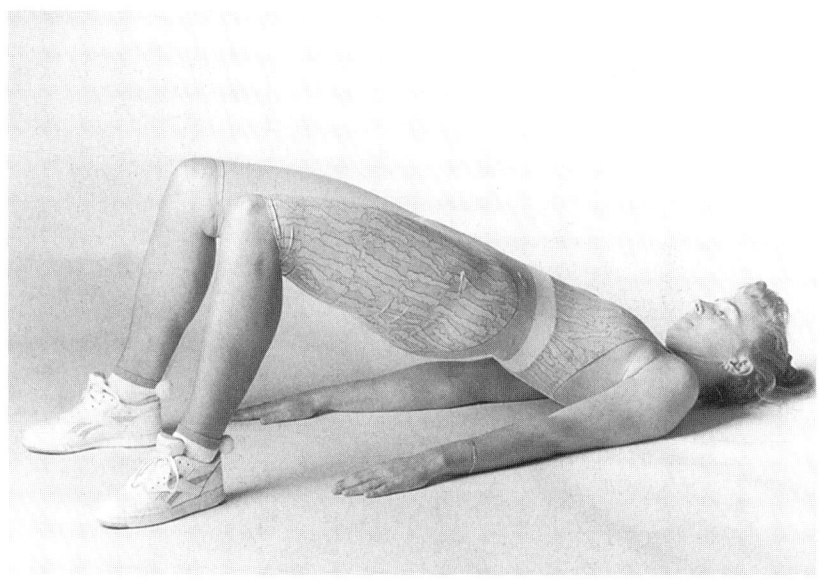

Übung 48:

Kräftigung der Rücken- und Schultermuskulatur

Begeben Sie sich in die Bauchlage und strecken Sie beide Arme nach vorne, sodass sich der Kopf zwischen den Oberarmen befindet. Strecken Sie die Hände und drehen Sie die Hände, sodass die Daumen nach oben zeigen. Heben Sie aus dieser Position den Kopf und gleichzeitig abwechselnd den rechten und linken Arm etwa 10 cm vom Boden an. Halten Sie jeden Arm zehn Sekunden in der Luft und wiederholen Sie dies für jeden Arm dreimal.

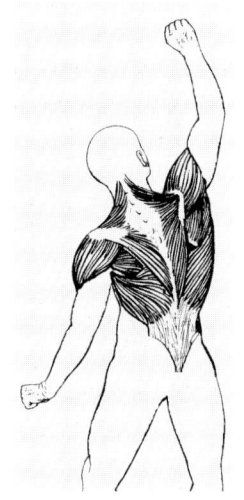

- **Achtung:** Legen Sie sich ein kleines Kissen unter den Bauch und heben Sie den Kopf parallel zum Boden leicht an, damit er zwischen den Armen bleibt. Pressen Sie die Beine und den Rumpf fest an den Boden. Spannen Sie die rückwärtige Beinmuskulatur, die Gesäßmuskulatur und die Rückenmuskulatur an.
- **Funktion der gekräftigten Muskulatur:** Die Rückenmuskulatur richtet den Oberkörper auf und stabilisiert ihn. Die Schultermuskulatur ist an der Bewegung des Armes beteiligt.

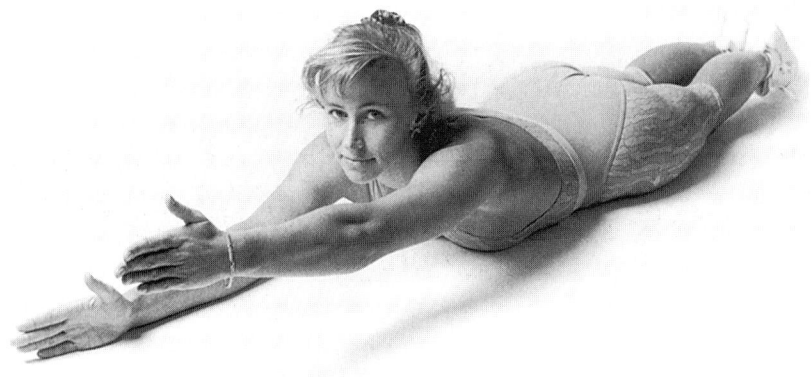

Übung 49:

Kräftigung der Rücken- und Schultermuskulatur

Begeben Sie sich in die Bauchlage, und strecken Sie beide Arme nach vorne, sodass sich der Kopf zwischen den Oberarmen befindet. Strecken Sie die Hände und drehen Sie die Hände, sodass die Daumen nach oben zeigen. Heben Sie jetzt den Kopf und beide Arme etwa 10 cm vom Boden ab. Halten Sie diese Position für zehn Sekunden. Als Übungsvariation können Sie die Arme zur Seite bewegen oder anbeugen und strecken, während Sie sie hochhalten. Mit einem gegenüberliegenden Partner können Sie sich Bälle zurollen oder Gegenstände übergeben.

- **Achtung:** Legen Sie sich ein kleines Kissen unter den Bauch und heben Sie den Kopf parallel zum Boden leicht an, damit er zwischen den Armen bleibt. Pressen Sie die Beine und den Rumpf fest an den Boden. Spannen Sie die rückwärtige Beinmuskulatur, die Gesäßmuskulatur und die Rückenmuskulatur an.
- **Funktion der gekräftigten Muskulatur:** Die Rückenmuskulatur richtet den Oberkörper auf und stabilisiert ihn. Die Schultermuskulatur ist an der Bewegung des Armes beteiligt.

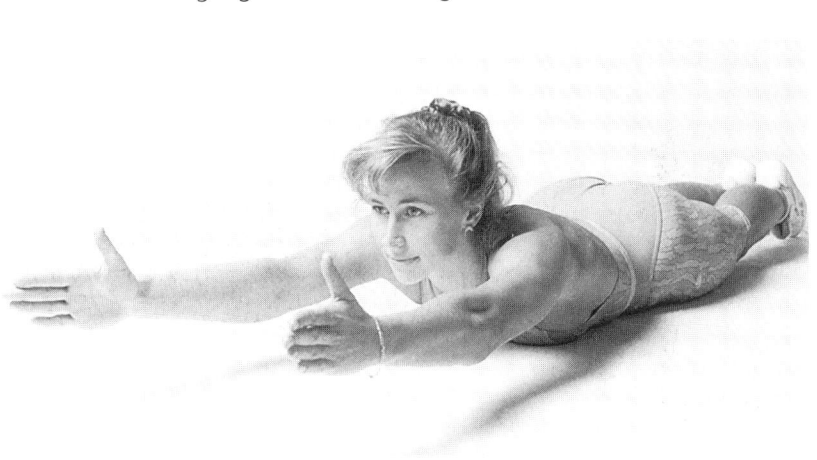

Übung 50:

Kräftigung der Rücken- und Schultermuskulatur

Knien Sie sich auf den Boden und setzen Sie sich dann auf Ihre Unterschenkel. Halten Sie die Knie eng beieinander. Legen Sie den Oberkörper auf die Oberschenkel und strecken Sie die Arme neben den Kopf lang nach vorne aus. Dabei sollen die Daumen nach oben zeigen. Halten Sie den Kopf zwischen den Armen nur wenige Zentimeter über dem Boden. Heben in dieser Position abwechselnd den linken und rechten Arm etwa 10 cm und für zehn Sekunden vom Boden an.

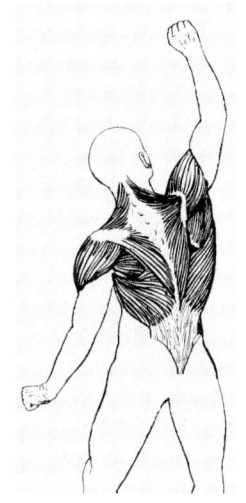

Wenn Sie diese Bewegung leicht ausführen können, versuchen Sie, beide Arme gleichzeitig 10 cm vom Boden zu lösen und oben zu halten.

- **Achtung:** Halten Sie den Kopf zwischen den Armen. Spannen Sie die rückwärtige Oberschenkelmuskulatur und die Gesäßmuskulatur an, um ein Nach-Vorne-Fallen zu verhindern.
- **Funktion der gekräftigten Muskulatur:** Die Rückenmuskulatur richtet den Oberkörper auf und stabilisiert ihn. Die Schultermuskulatur ist an der Bewegung des Armes beteiligt.

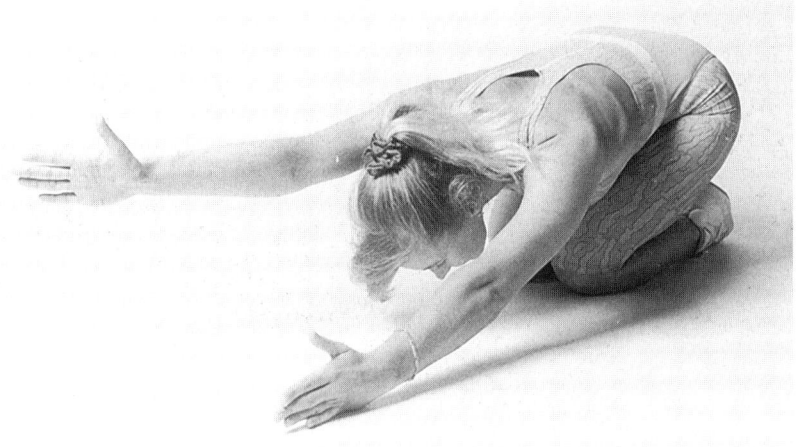

Übung 51:

Kräftigung der Rücken-, Schulter- und Gesäßmuskulatur

Nehmen Sie die Bauchlage ein und strecken Sie beide Arme lang nach vorne neben den Kopf aus. Heben Sie diagonal den rechten Arm und das linke Bein etwa 10 cm vom Boden an. Strecken Sie den Daumen der angehobenen Hand nach oben und ziehen Sie die Fußspitze des angehobenen Fußes an. Erzeugen Sie für zehn Sekunden in der Schulter-, Rücken-, Gesäß-, hinteren Oberschenkelmuskulatur eine hohe Anspannung.

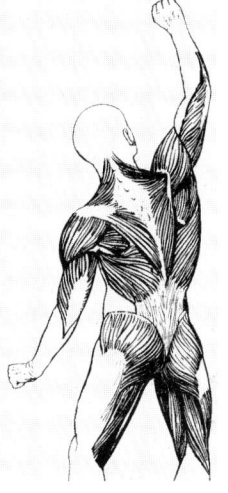

* **Achtung:** Legen Sie sich ein kleines Kissen unter den Bauch. Erzeugen Sie in der gesamten rückwärtigen Muskulatur des Körpers Anspannung, damit keine Hohlkreuzhaltung entsteht. Halten Sie den Kopf parallel zum Boden zwischen den Armen.
* **Funktion der gekräftigten Muskulatur:**
Die Rückenmuskulatur richtet den Oberkörper auf und stabilisiert ihn. Die Schultermuskulatur ist an der Bewegung des Armes beteiligt. Die Gesäßmuskulatur streckt die Hüfte und ist an der Beugung des Beines beteiligt.

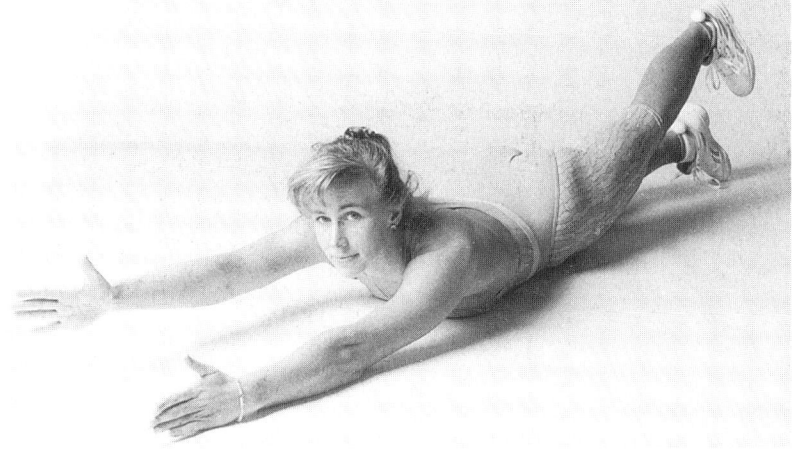

Übung 52:

Kräftigung der Rücken-, Schulter-, Gesäß- und hinteren Oberschenkelmuskulatur

Nehmen Sie die Bauchlage ein und strecken Sie beide Arme lang nach vorne neben den Kopf aus. Heben Sie gleichzeitig den linken Arm und das linke Bein etwa 10 cm vom Boden an. Strecken Sie den Daumen der angehobenen Hand nach oben und ziehen Sie die Fußspitze des angehobenen Fußes an. Erzeugen Sie für zehn Sekunden in der Schulter-, Rücken-, Gesäß-, hinteren Oberschenkelmuskulatur und in der Wade eine hohe Anspannung.

- **Achtung:** Legen Sie sich ein kleines Kissen unter den Bauch. Erzeugen Sie in der gesamten rückwärtigen Muskulatur des Körpers Anspannung, damit keine Hohlkreuzhaltung entsteht. Halten Sie den Kopf parallel zum Boden zwischen den Armen.
- **Funktion der gekräftigten Muskulatur:**
Die Rückenmuskulatur richtet den Oberkörper auf und stabilisiert ihn. Die Schultermuskulatur ist an der Bewegung des Armes beteiligt. Die Gesäßmuskulatur streckt die Hüfte und ist an der Beugung des Beines beteiligt. Die hintere Oberschenkelmuskulatur beugt das Bein im Kniegelenk.

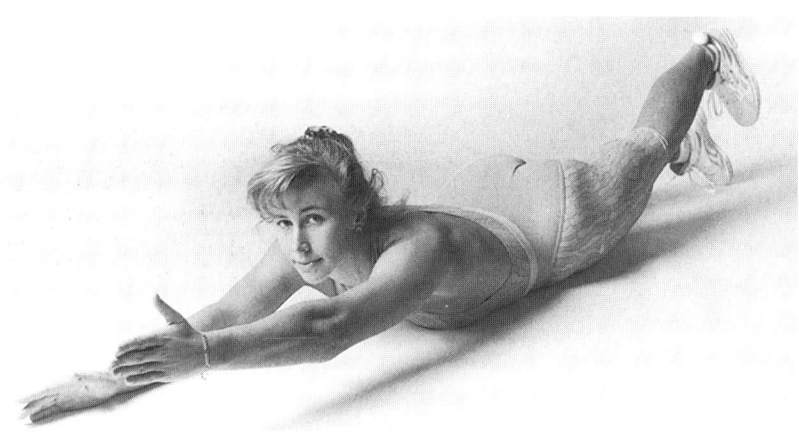

Übung 53:

Kräftigung der Rücken- und Gesäßmuskulatur

Nehmen Sie die Rückenlage ein, wobei beide Arme eng am Körper anliegen. Heben Sie Ihr Gesäß wenige Zentimeter vom Boden an, sodass nur noch Ihre Fersen und Ihre Schulterblätter Bodenkontakt haben. Halten Sie diese Stellung zehn Sekunden lang.

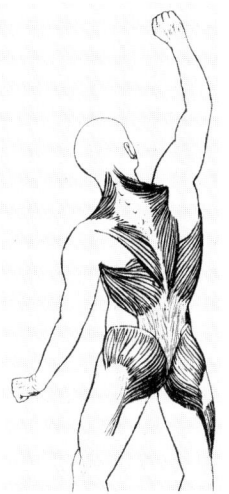

* **Achtung:** Vermeiden Sie eine Hohlkreuzhaltung, indem Sie Bauch und Gesäß anspannen.
* **Funktion der gekräftigten Muskulatur:**
  Die Rückenmuskulatur richtet den Oberkörper auf und stabilisiert ihn. Die Gesäßmuskulatur streckt die Hüfte und ist an der Beugung des Beines beteiligt.

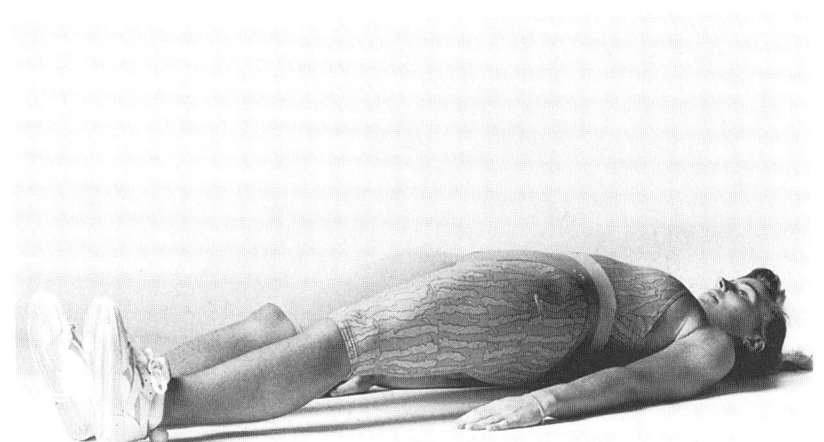

Übung 54:

Kräftigung der Rücken-, Gesäß- und hinteren Oberschenkelmuskulatur

Nehmen Sie die Liegestützstellung ein. Setzen Sie die Arme senkrecht zum Boden mit den Händen unter den Schultern auf und stellen Sie die Füße auf den Fußballen. Weichen Sie mit der Hüfte nicht nach oben oder unten aus, sondern halten Sie den Oberkörper und die Beine auf einer Linie. Heben Sie aus dieser Position das rechte Bein etwa 10 cm und für zehn Sekunden über den Boden an. Ziehen Sie die Fußspitze des angehobenen Beines an.

- **Achtung:** Spannen Sie die Gesäß- und Rückenmuskulatur kräftig an, damit keine Hohlkreuzhaltung entsteht.
- **Funktion der gekräftigten Muskulatur:** Die Rückenmuskulatur richtet den Oberkörper auf und stabilisiert ihn. Die Gesäßmuskulatur streckt die Hüfte und ist an der Beugung des Beines beteiligt. Die hintere Oberschenkelmuskulatur beugt das Bein im Kniegelenk.

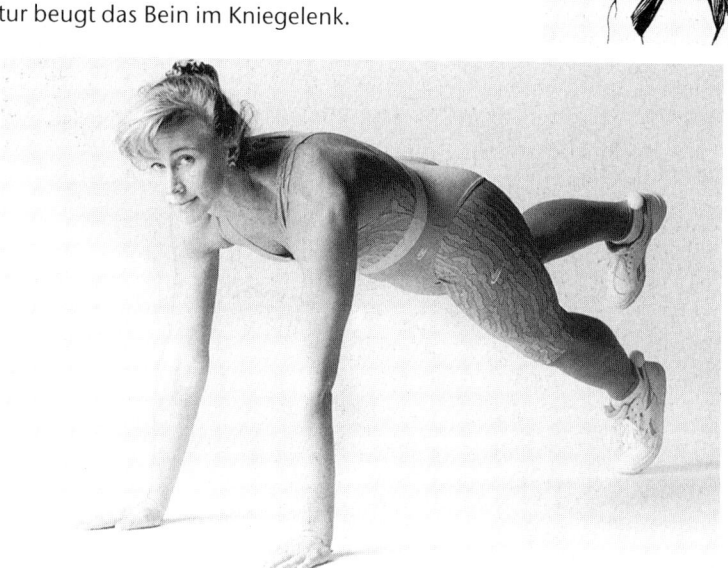

Übung 55:

Kräftigung der Rücken-, Gesäß- und hinteren Oberschenkelmuskulatur und des Deltamuskels

Knien Sie sich auf den Boden und setzen Sie beide Hände vor die Knie auf den Boden und achten Sie auf eine gleichmäßige Gewichtsverlagerung. Beide Oberschenkel und beide Arme sollen senkrecht zum Boden stehen. Bewegen Sie das rechte Knie und den linken Ellenbogen unter den Körper, sodass sie sich unter dem Körper treffen. Strecken Sie daraufhin das rechte Bein nach hinten und den linken Arm nach vorne weg. Zeigen Sie dabei mit dem Daumen nach oben und ziehen Sie die Fußspitze des weggestreckten Beines an. Verweilen Sie im Streckzustand für zehn Sekunden.

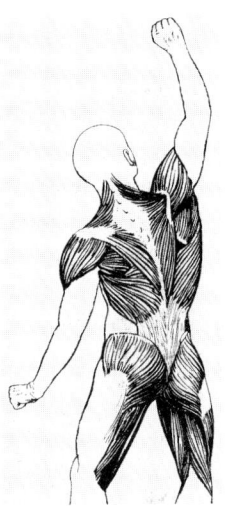

- **Achtung:** Heben Sie das gestreckte Bein und den gestreckten Arm nicht höher als bis zur Waagerechten. Spannen Sie die gesamte rückwärtige Muskulatur und die Bauchmuskulatur an.
- **Funktion der gekräftigten Muskulatur:**
  Der Deltamuskel hebt Schulter und Arm und spreizt den Arm ab. Die Rückenmuskulatur richtet den Oberkörper auf und stabilisiert ihn. Die Gesäßmuskulatur streckt die Hüfte und ist an der Beugung des Beines beteiligt. Die hintere Oberschenkelmuskulatur beugt das Bein im Kniegelenk.

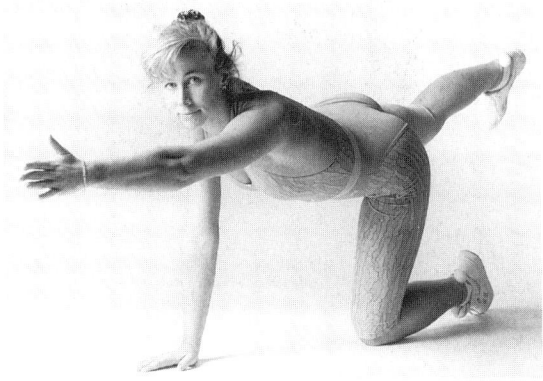

Übung 56:

Kräftigung der Rücken-, Gesäß- und hinteren Oberschenkelmuskulatur

Legen Sie sich mit dem Oberkörper bis zur Hüfte auf einen Kasten/Tisch und halten Sie sich mit den Armen und Händen fest. Winkeln Sie das rechte Bein an, sodass zwischen Ober- und Unterschenkel ein 90°-Winkel entsteht und der Oberschenkel eng am Kasten/Tisch liegt. Strecken Sie das linke Bein lang nach hinten weg. Ziehen Sie beide Fußspitzen an. Halten Sie jedes Bein für zehn Sekunden in der Luft.

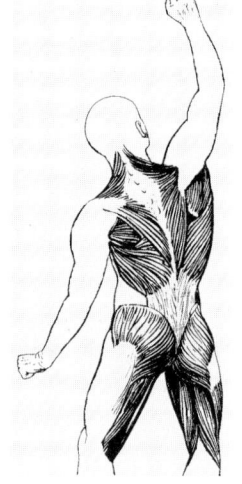

- **Achtung:** Heben Sie das nach hinten weggestreckte Bein nicht höher als bis in die Waagerechte. Spannen Sie die gesamte rückwärtige Muskulatur des Körpers und die Bauchmuskulatur an.
- **Funktion der gekräftigten Muskulatur:**
  Die Rückenmuskulatur richtet den Oberkörper auf und stabilisiert ihn. Die Gesäßmuskulatur streckt die Hüfte und ist an der Beugung des Beines beteiligt. Die hintere Oberschenkelmuskulatur beugt das Bein im Kniegelenk.

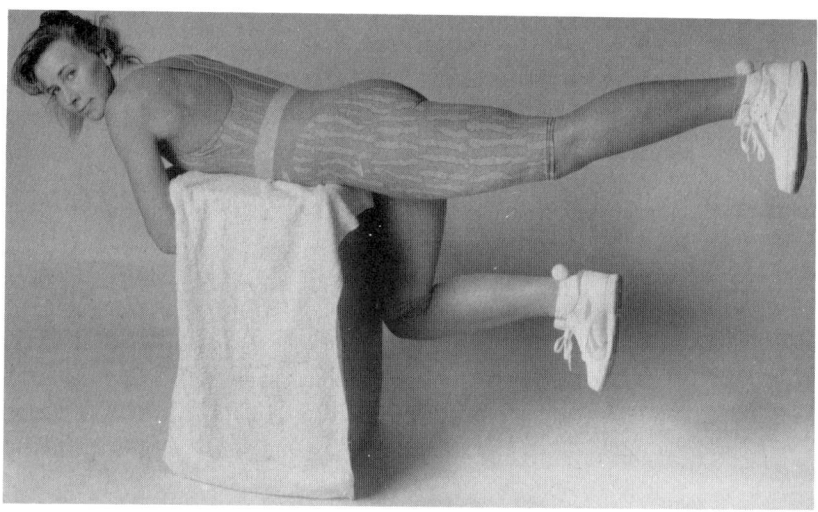

Übung 57:

Kräftigung der Bauchmuskulatur

Nehmen Sie die Rückenlage mit angewinkelten Beinen ein. Setzen Sie die Füße etwa schulterbreit auf und legen Sie die Arme eng an den Körper. Pressen Sie in dieser Lage den gesamten Rücken, die Schultern und vor allem die Lendenwirbelsäule an den Boden. Pressen Sie für zehn Sekunden, entspannen Sie kurz die Muskulatur und wiederholen Sie den Vorgang dreimal.

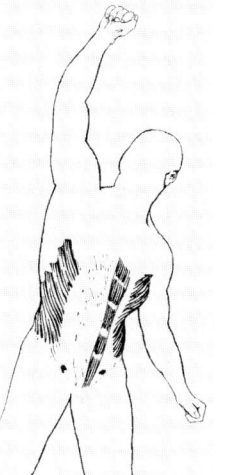

- **Achtung:** Der Rücken soll vollständig den Boden berühren. Atmen Sie normal und ruhig weiter.
- **Funktion der gekräftigten Muskulatur:** Die Bauchmuskulatur bewirkt das Nach-Vorne-Beugen des Oberkörpers und ist am Aufrichten des Oberkörpers aus der Rückenlage beteiligt.

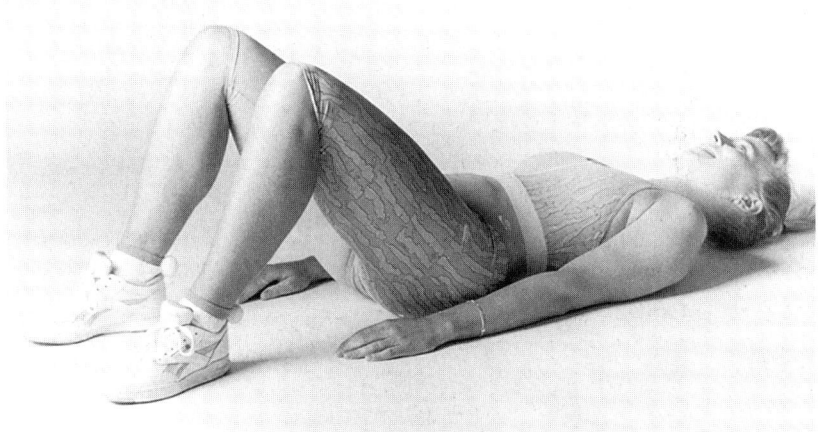

Übung 58:

Kräftigung der Bauchmuskulatur

Nehmen Sie die Rückenlage mit angewinkelten Beinen ein. Setzen Sie die Füße etwa schulterbreit auf und legen Sie die Arme eng an den Körper. Heben Sie in dieser Lage den Kopf mit dem Kinn auf der Brust langsam zehnmal an.

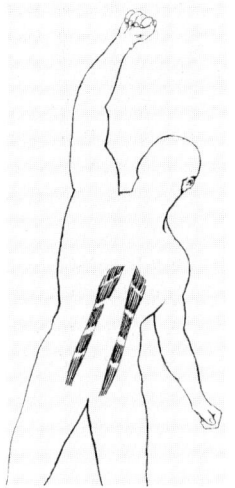

* **Achtung:** Der Rücken soll vollständig den Boden berühren. Atmen Sie normal und ruhig weiter.
* **Funktion der gekräftigten Muskulatur:**
  Die Bauchmuskulatur bewirkt das Nach-Vorne-Beugen des Oberkörpers und ist am Aufrichten des Oberkörpers aus der Rückenlage beteiligt.

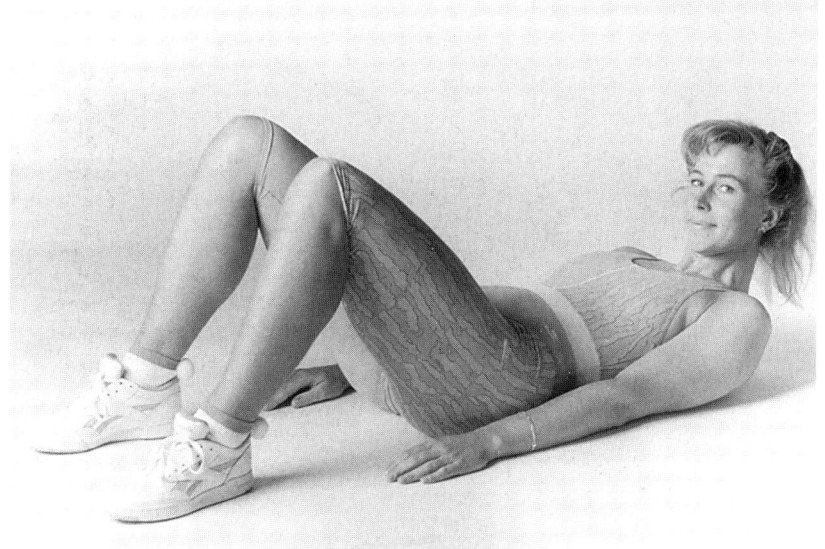

Übung 59:

Kräftigung der Bauchmuskulatur

Nehmen Sie die Rückenlage mit angewinkelten Beinen ein. Setzen Sie die Füße etwa schulterbreit auf und legen Sie die Arme eng an den Körper. Heben Sie in dieser Lage zunächst den Kopf und dann auch die Schultern langsam zehnmal an.

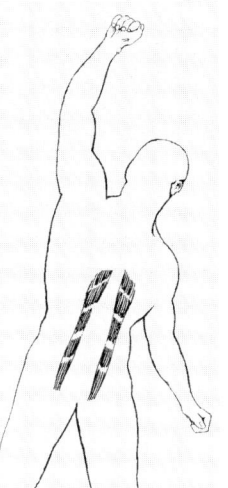

- **Achtung:** Der Rücken soll vollständig den Boden berühren. Atmen Sie normal und ruhig weiter.
- **Funktion der gekräftigten Muskulatur:**
  Die Bauchmuskulatur bewirkt das Nach-Vorne-Beugen des Oberkörpers und ist am Aufrichten des Oberkörpers aus der Rückenlage beteiligt.

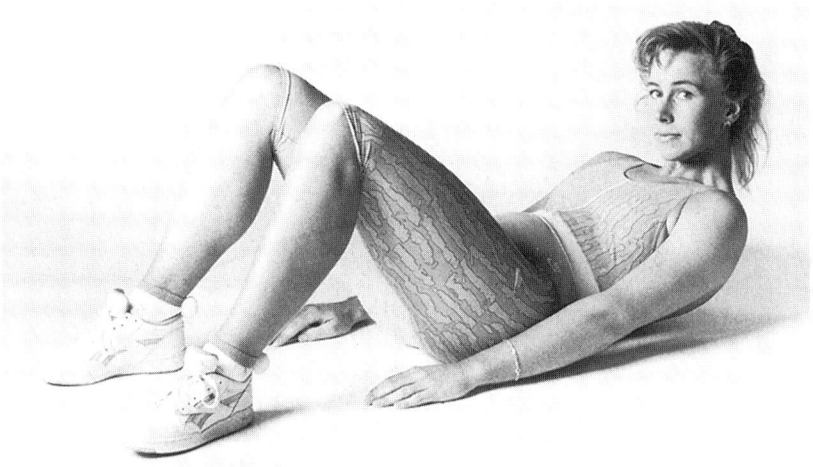

Übung 60:

Kräftigung der Bauchmuskulatur

Nehmen Sie die Rückenlage mit angewinkelten Beinen ein. Setzen Sie die Füße etwa schulterbreit auf und verschränken Sie die Arme hinter dem Kopf. Drücken Sie die Ellenbogen dabei nach außen. Heben Sie in dieser Lage zunächst den Kopf und dann auch die Schultern langsam zehnmal an.

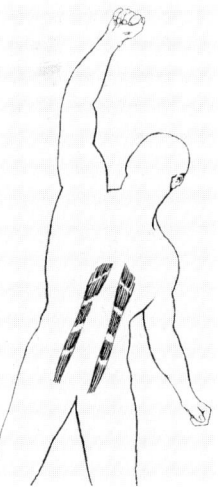

- **Achtung:** Der Rücken soll vollständig den Boden berühren. Atmen Sie normal und ruhig weiter. Als Variante können Sie diagonal den rechten Ellenbogen in Richtung linkes Knie anheben und entsprechend die beiden anderen Extremitäten.
- **Funktion der gekräftigten Muskulatur:**
  Die Bauchmuskulatur bewirkt das Nach-Vorne-Beugen des Oberkörpers und ist am Aufrichten des Oberkörpers aus der Rückenlage beteiligt.

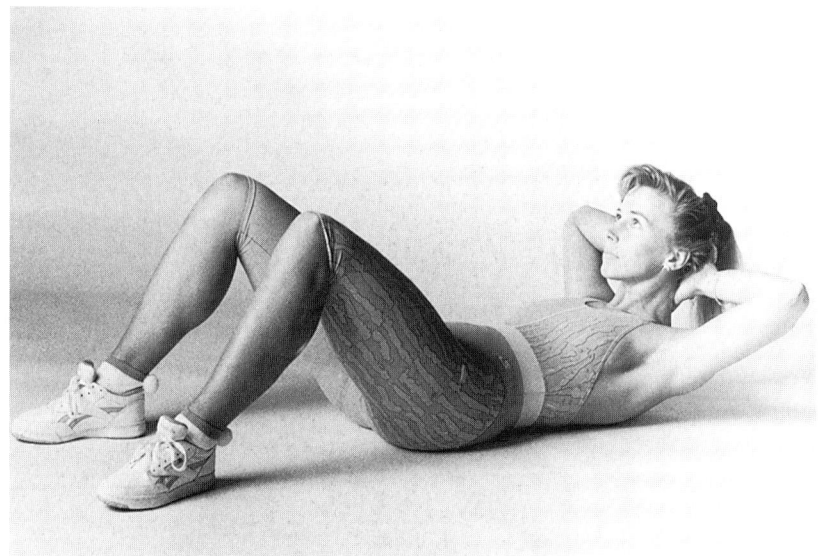

Übung 61:

Kräftigung der Bauchmuskulatur

Nehmen Sie die Rückenlage ein und heben Sie die angewinkelten Beine an. Halten Sie die Unterschenkel parallel zum Boden und in einem 90°-Winkel zu den Oberschenkeln. Ziehen Sie die Fußspitzen an und legen Sie die Arme eng an den Körper. Heben Sie in dieser Stellung den Kopf langsam zehnmal an.

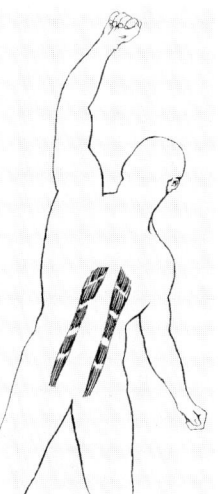

- **Achtung:** Der Rücken und das Gesäß sollen vollständig den Boden berühren. Atmen Sie normal und ruhig weiter.
- **Funktion der gekräftigten Muskulatur:** Die Bauchmuskulatur bewirkt das Nach-Vorne-Beugen des Oberkörpers und ist am Aufrichten des Oberkörpers aus der Rückenlage beteiligt.

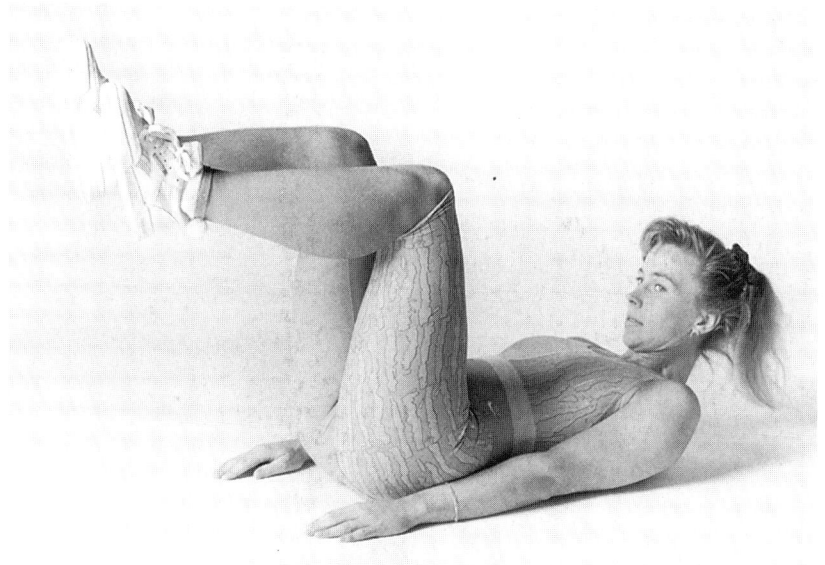

Übung 62:

Kräftigung der Bauchmuskulatur

Nehmen Sie die Rückenlage ein und heben Sie die angewinkelten Beine an. Halten Sie die Unterschenkel parallel zum Boden und in einem 90°-Winkel zu den Oberschenkeln. Ziehen Sie die Fußspitzen an und legen Sie die Arme eng an den Körper. Heben Sie in dieser Stellung zunächst den Kopf und dann auch die Schultern langsam zehnmal an und strecken Sie die Arme nach vorne neben die Knie.

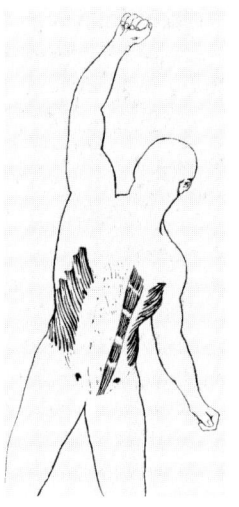

- **Achtung:** Der Rücken und das Gesäß sollen vollständig den Boden berühren. Atmen Sie normal und ruhig weiter.
- **Funktion der gekräftigten Muskulatur:**
  Die Bauchmuskulatur bewirkt das Nach-Vorne-Beugen des Oberkörpers und ist am Aufrichten des Oberkörpers aus der Rückenlage beteiligt.

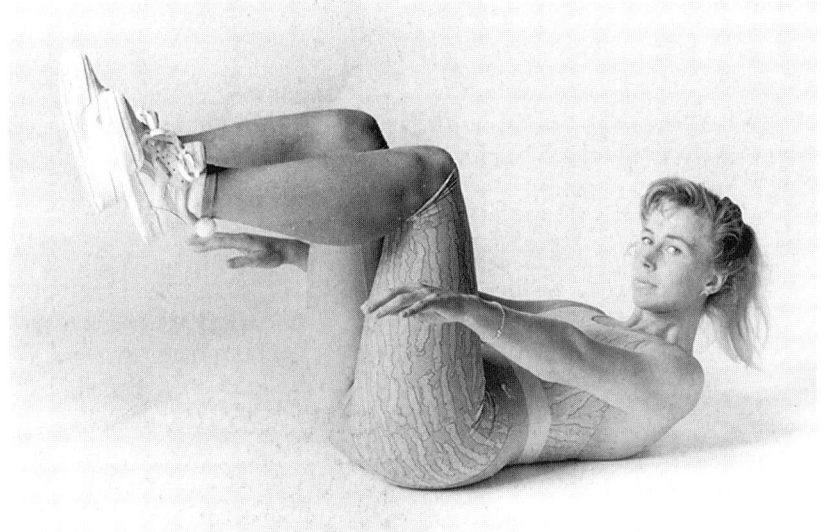

Übung 63:

Kräftigung der Bauchmuskulatur

Nehmen Sie die Rückenlage ein und heben Sie die angewinkelten Beine an. Halten Sie die Unterschenkel parallel zum Boden und in einem 90°-Winkel zu den Oberschenkeln. Ziehen Sie die Fußspitzen an. Verschränken Sie die Arme hinter dem Kopf und drücken Sie die Ellenbogen nach außen. Heben Sie in dieser Stellung zunächst den Kopf und dann auch die Schultern langsam zehnmal an.

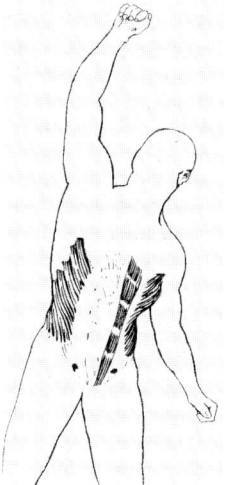

*   **Achtung:** Der Rücken und das Gesäß sollen vollständig den Boden berühren. Atmen Sie normal und ruhig weiter. Als Variante können Sie diagonal den rechten Ellenbogen in Richtung linkes Knie anheben und entsprechend die beiden anderen Extremitäten.
*   **Funktion der gekräftigten Muskulatur:** Die Bauchmuskulatur bewirkt das Nach-Vorne-Beugen des Oberkörpers und ist am Aufrichten des Oberkörpers aus der Rückenlage beteiligt.

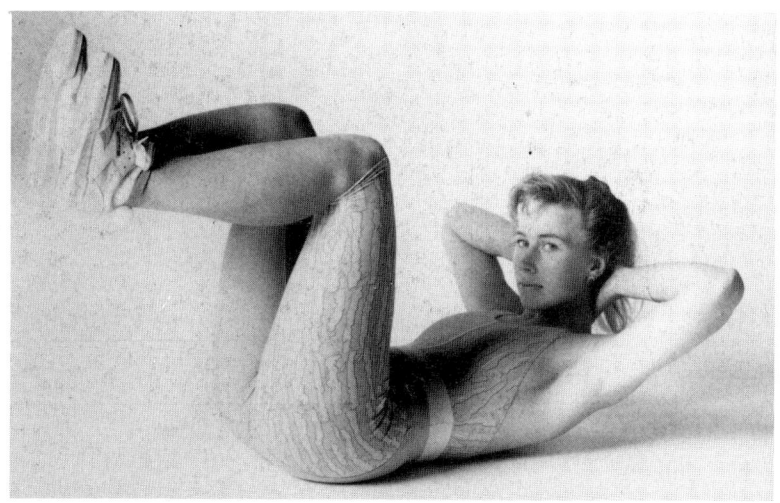

Übung 64:

Kräftigung der Bauch- und der Hüftbeugemuskulatur

Nehmen Sie die Rückenlage mit angewinkelten Beinen ein. Setzen Sie die Füße etwa schulterbreit auf und verschränken Sie die Arme hinter dem Kopf. Heben Sie zunächst den Kopf und die Schultern an und rollen Sie dann «Wirbel für Wirbel» vom Boden weg bis Sie die Sitzposition erreichen. Von dort rollen Sie langsam «Wirbel für Wirbel» zurück in die Rückenlage. Rollen Sie fünfmal in den Sitz und wieder zurück in die Rückenlage.

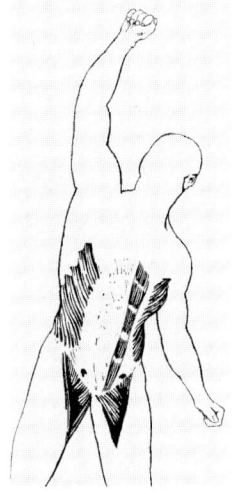

*   **Achtung:** Atmen Sie normal und ruhig weiter. Wenn Ihnen die Übung mit verschränkten Armen zu schwer fällt, legen Sie die Arme eng an den Körper und strecken Sie sie beim Auf- und Abrollen neben die Knie. Mit dieser Übung kräftigen Sie gleichzeitig die Hüftbeugemuskulatur.
*   **Funktion der gekräftigten Muskulatur:** Die Bauchmuskulatur bewirkt das Nach-Vorne-Beugen des Oberkörpers und ist am Aufrichten des Oberkörpers aus der Rückenlage beteiligt; die Hüftbeuger heben die Oberschenkel.

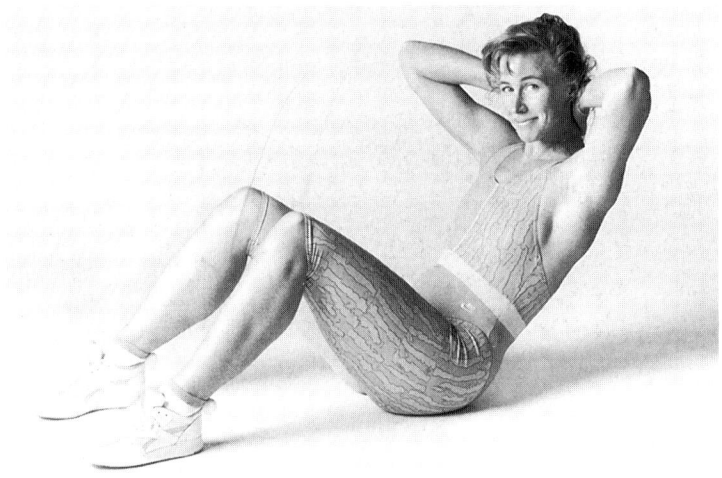

Übung 65:

Kräftigung der Bauchmuskulatur

Nehmen Sie die Rückenlage ein, und heben Sie die Beine angewinkelt an, sodass zwischen Ober- und Unterschenkel ein 90°-Winkel entsteht. Die Unterschenkel sollen parallel zum Boden gehalten werden. Legen Sie beide Arme eng neben den Körper. Heben Sie aus dieser Position das Gesäß an und ziehen Sie die Oberschenkel zur Brust. Bewegen Sie dann die Beine wieder in die Ausgangsposition und wiederholen Sie die Bewegung zehnmal.

- **Achtung:** Wenn Sie die Beine in die Ausgangsposition zurückbewegen, vermeiden Sie eine Hohlkreuzhaltung. Atmen Sie normal und ruhig weiter.
- **Funktion der gekräftigten Muskulatur:**
  Die Bauchmuskulatur bewirkt das Nach-Vorne-Beugen des Oberkörpers und ist am Aufrichten des Oberkörpers aus der Rückenlage beteiligt.

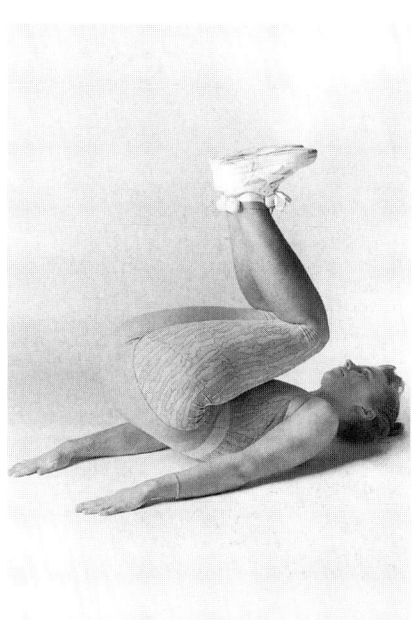
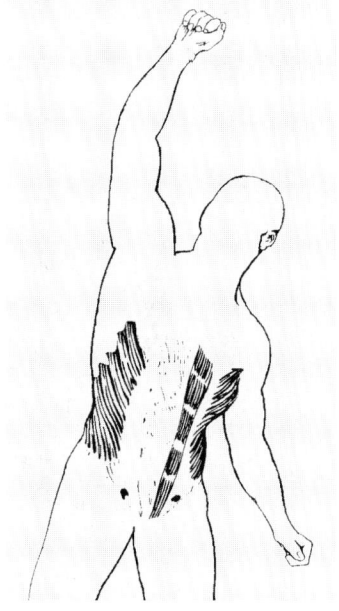

Übung 66:

Kräftigung der Bauchmuskulatur

Nehmen Sie die Rückenlage ein und heben Sie die Beine angewinkelt an, sodass zwischen Ober- und Unterschenkel ein 90°-Winkel entsteht. Die Unterschenkel sollen parallel zum Boden gehalten werden. Spreizen Sie beide Arme im 90°-Winkel vom Körper ab. Neigen Sie in dieser Stellung beide Beine fünfmal zur rechten und fünfmal zur linken Seite.

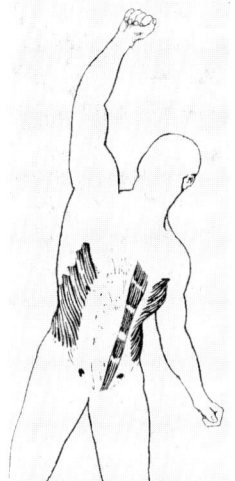

- **Achtung:** Atmen Sie normal und ruhig weiter. Beim Neigen der Beine soll der Rücken Bodenkontakt behalten.
- **Funktion der gekräftigten Muskulatur:** Die Bauchmuskulatur bewirkt das Nach-Vorne-Beugen des Oberkörpers und ist am Aufrichten des Oberkörpers aus der Rückenlage beteiligt.

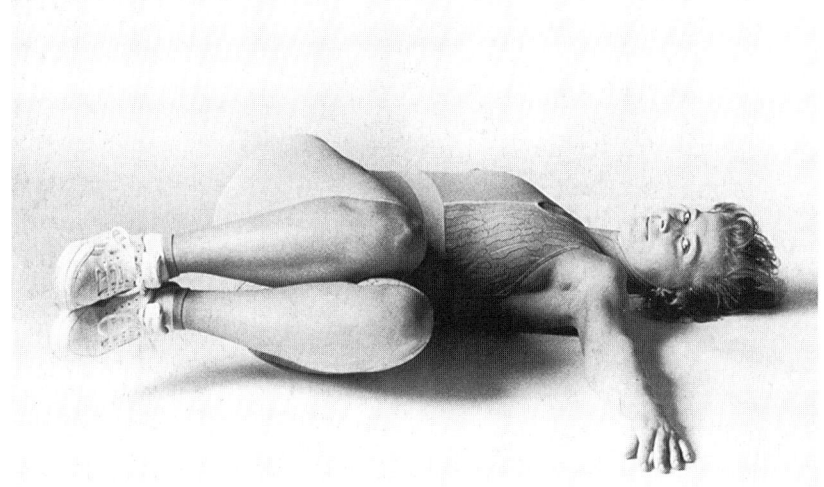

Übung 67:

Kräftigung der Bauchmuskulatur, der Hüftbeugemuskulatur, der Rückenmuskulatur und der Gesäßmuskulatur

Nehmen Sie die Rückenlage mit angewinkelten Beinen ein. Setzen Sie die Füße etwa schulterbreit auf und legen Sie die Arme eng neben den Körper. Heben Sie in dieser Position ein Bein an. Heben Sie aus dieser Stellung heraus das Gesäß für zehn Sekunden so weit an, bis der Oberkörper und die Oberschenkel eine Linie bilden.

- **Achtung:** Atmen Sie normal und ruhig weiter. Heben Sie das Gesäß nicht zu hoch, damit keine Hohlkreuzhaltung entsteht.
- **Funktion der gekräftigten Muskulatur:**
  Die Bauchmuskulatur bewirkt das Nach-Vorne-Beugen des Oberkörpers und ist am Aufrichten des Oberkörpers aus der Rückenlage beteiligt; der Hüftbeuger hebt den Oberschenkel; die Rückenmuskulatur richtet den Oberkörper auf und stabilisiert ihn; die Gesäßmuskulatur streckt die Hüfte.

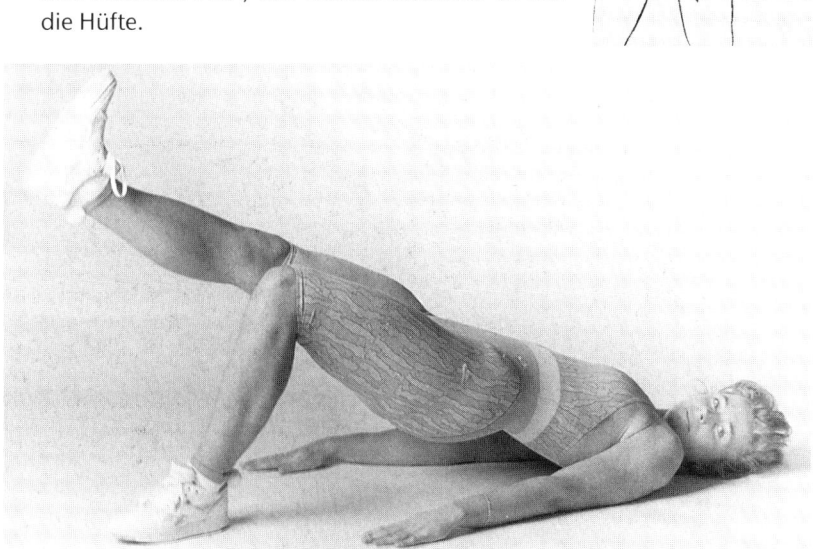

Übung 68:

Kräftigung der Bauchmuskulatur

Nehmen Sie die Rückenlage ein und heben Sie die Beine angewinkelt an, sodass zwischen Ober- und Unterschenkel ein 90°-Winkel entsteht. Die Unterschenkel sollen über Kreuz gehalten werden. Beide Arme liegen eng am Körper. Heben Sie in dieser Position das Gesäß zehnmal etwas vom Boden an.

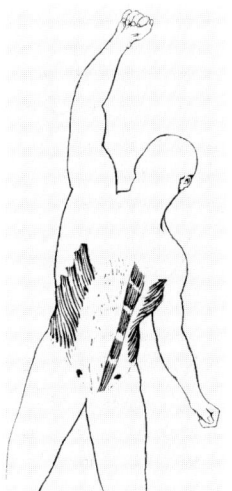

- **Achtung:** Atmen Sie normal und ruhig weiter. Führen Sie das Anheben des Gesäßes nicht ruckartig durch.
- **Funktion der gekräftigten Muskulatur:** Die Bauchmuskulatur bewirkt das Nach-Vorne-Beugen des Oberkörpers und ist am Aufrichten des Oberkörpers aus der Rückenlage beteiligt.

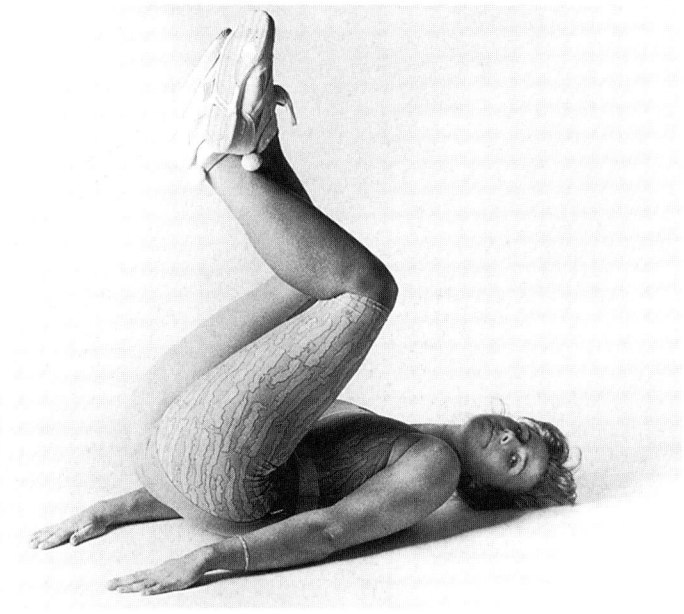

Übung 69:

Kräftigung der Bauchmuskulatur

Setzen Sie sich mit angewinkelten Beinen auf den Boden und stützen Sie sich mit den Armen hinter dem Rücken auf dem Boden ab. Heben Sie beide Füße etwa 10 cm vom Boden ab. Lassen Sie das rechte Bein angewinkelt und schreiben Sie mit dem linken Bein in nahezu gestreckter Haltung Zahlen in die Luft. Wechseln Sie dann die Seiten.

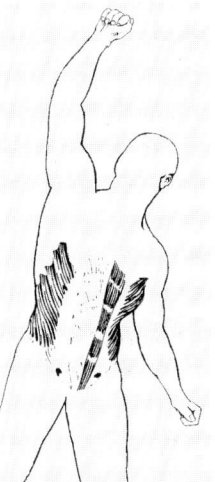

- **Achtung:** Atmen Sie normal und ruhig weiter. Mit dieser Übung wird auch die Hüftbeugemuskulatur gekräftigt.
- **Funktion der gekräftigten Muskulatur:** Die Bauchmuskulatur bewirkt das Nach-Vorne-Beugen des Oberkörpers und ist am Aufrichten des Oberkörpers aus der Rückenlage beteiligt.

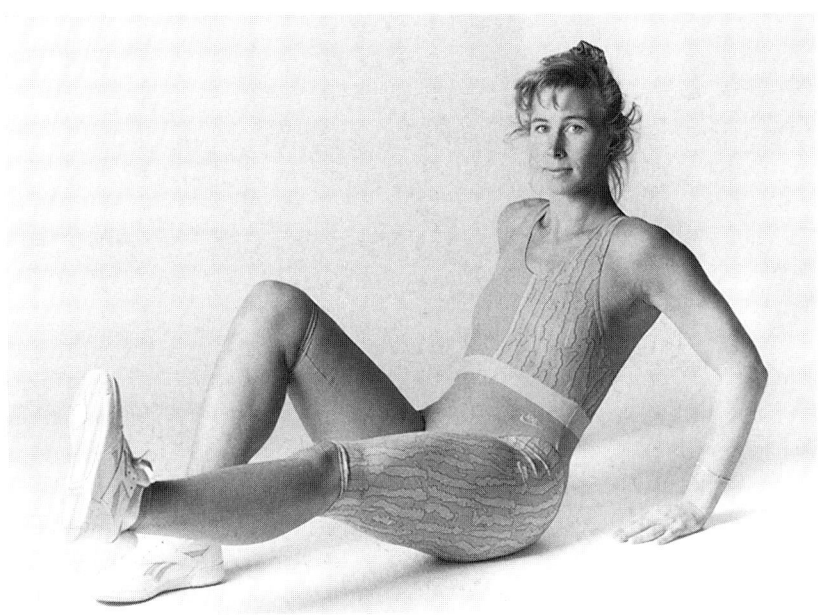

Übung 70 (Partnerübung!):

Kräftigung der Bauch- und Hüftbeugemuskulatur

Setzen Sie sich mit einem Partner gegenüber auf den Boden. Stützen Sie sich mit den Händen hinter dem Rücken auf dem Boden ab. Heben Sie beide Beine angewinkelt an und stellen Sie Ihre Fußsohlen gegen die Ihres Partners. Versuchen Sie, den Partner wegzudrücken oder beugen und strecken Sie die Beine oder fahren Sie gemeinsam in der Luft Rad.

- **Achtung:** Atmen Sie normal und ruhig weiter. Halten Sie den Oberkörper aufrecht. Halten Sie die Beine möglichst lange in der Luft.
- **Funktion der gekräftigten Muskulatur:** Die Bauchmuskulatur bewirkt das Nach-Vorne-Beugen des Oberkörpers und ist am Aufrichten des Oberkörpers aus der Rückenlage beteiligt. Die Hüftbeugemuskulatur bewirkt das Beugen in der Hüfte und das Heben des Oberschenkels.

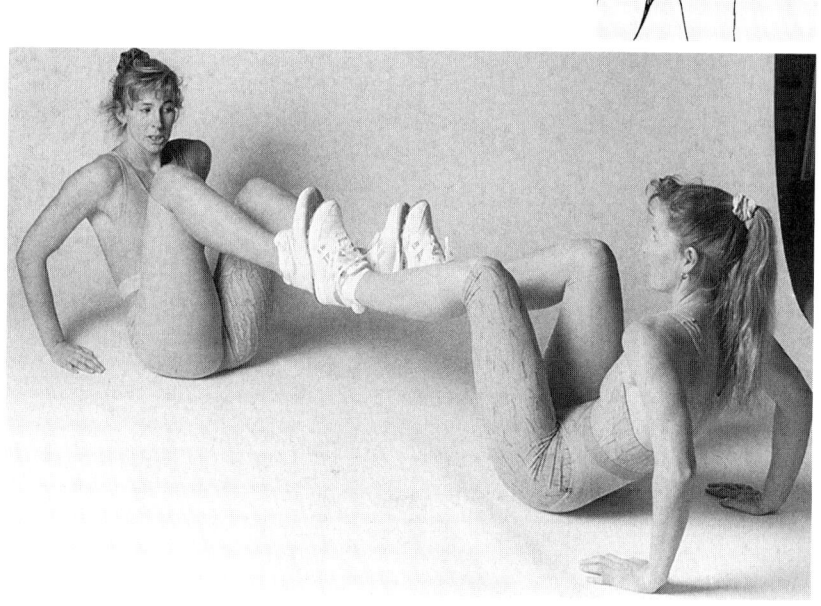

Übung 71:

Kräftigung der Bauchmuskulatur

Nehmen Sie die Rückenlage ein und legen Sie die Arme eng an den Körper. Heben Sie die gebeugten Beine an. Strecken Sie die Beine dann, sodass zwischen den Beinen und dem Rumpf ein 90°-Winkel entsteht. Verharren Sie in dieser «L-Position» für zehn Sekunden.

* **Achtung:** Pressen Sie die Lendenwirbelsäule und das Gesäß fest an den Boden und atmen Sie normal und ruhig weiter. Heben Sie die Beine nicht gestreckt, sondern immer gebeugt und nacheinander an!
* **Funktion der gekräftigten Muskulatur:**
  Die Bauchmuskulatur bewirkt das Nach-Vorne-Beugen des Oberkörpers und ist am Aufrichten des Oberkörpers aus der Rückenlage beteiligt.

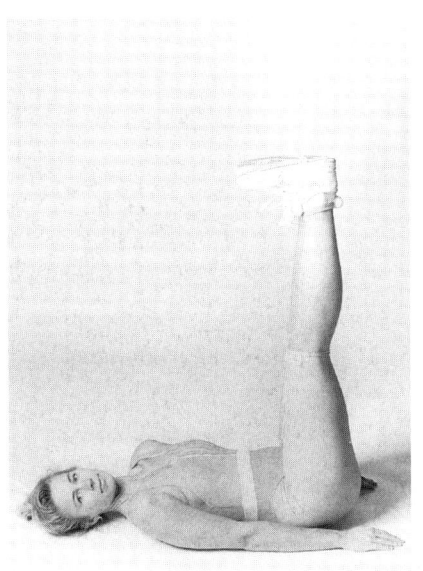
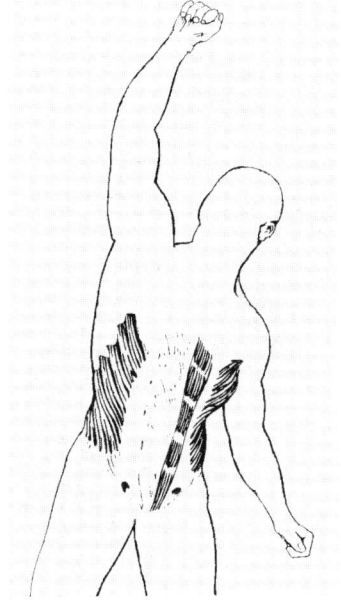

Übung 72:

Kräftigung der Bauchmuskulatur

Nehmen Sie die Rückenlage ein und legen Sie die Arme eng an den Körper. Heben Sie die gebeugten Beine an. Strecken Sie die Beine dann, sodass zwischen den Beinen und dem Rumpf ein 90°-Winkel entsteht. Grätschen Sie die Beine in dieser Stellung seitlich und nach vorne und hinten auseinander, beugen und strecken Sie die Beine abwechselnd. Diese Bewegungen sollten mindestens zehn Sekunden ausgeführt werden.

- **Achtung:** Pressen Sie die Lendenwirbelsäule und das Gesäß fest an den Boden und atmen Sie normal und ruhig weiter. Heben Sie die Beine nicht gestreckt, sondern immer gebeugt und nacheinander an.
- **Funktion der gekräftigten Muskulatur:**
  Die Bauchmuskulatur bewirkt das Nach-Vorne-Beugen des Oberkörpers und ist am Aufrichten des Oberkörpers aus der Rückenlage beteiligt.

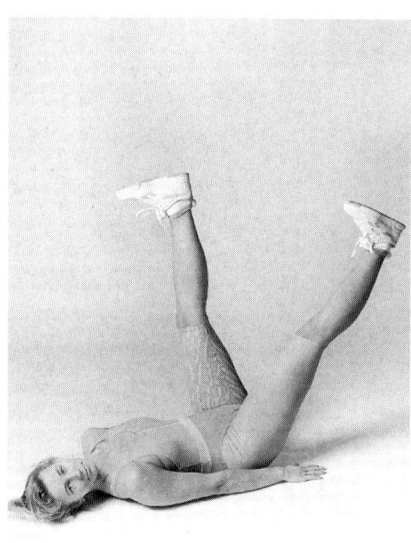
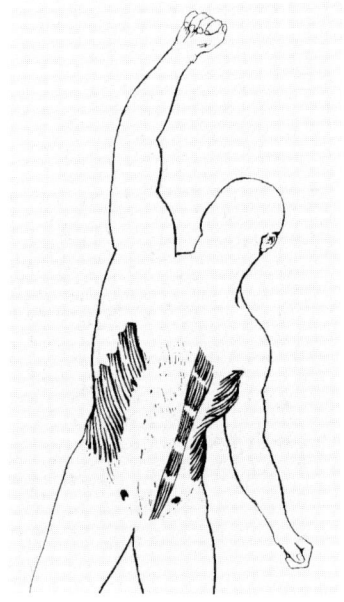

Übung 73:

Kräftigung der Bauch- und der seitlichen Rumpfmuskulatur

Nehmen Sie die Rückenlage ein, und legen Sie die Arme in einem 90°-Winkel vom Körper auf den Boden. Heben Sie die gebeugten Beine an. Strecken Sie die Beine dann, sodass zwischen den Beinen und dem Rumpf ein 90°-Winkel entsteht. Neigen Sie die gestreckten Beine abwechselnd fünfmal zur linken und fünfmal zur rechten Seite.

- **Achtung:** Pressen Sie den Rücken, das Gesäß und die Lendenwirbelsäule fest an den Boden und atmen Sie normal und ruhig weiter. Heben Sie die Beine nicht gestreckt, sondern immer gebeugt und nacheinander an. Führen Sie diese Übung nicht durch, wenn Sie Rückenschmerzen oder Bandscheibenbeschwerden haben.
- **Funktion der gekräftigten Muskulatur:**
  Die Bauchmuskulatur bewirkt das Nach-Vorne-Beugen des Oberkörpers und ist am Aufrichten des Oberkörpers aus der Rückenlage beteiligt.

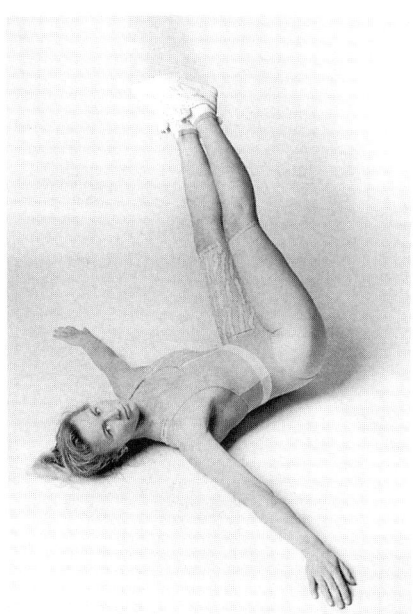
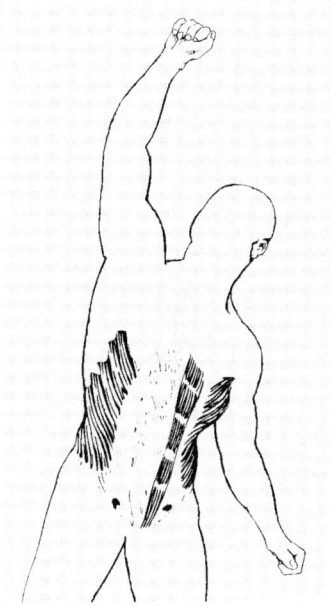

Übung 74 (Partnerübung!):

Kräftigung der seitlichen Rumpfmuskulatur

Nehmen Sie die Seitenlage ein. Legen Sie beide Beine aufeinander und verschränken Sie die Arme hinter
dem Kopf. Der Partner hält Ihre Füße fest und drückt
diese an den Boden. Richten Sie Ihren Oberkörper
seitlich soweit auf, dass Ihre Hüfte noch Bodenkontakt hält und verharren Sie so 8-10 Sekunden.

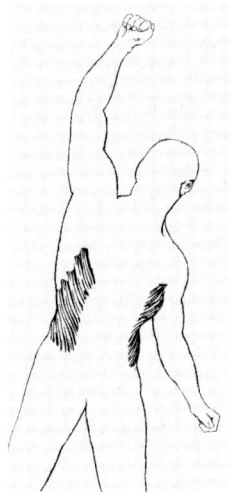

* **Achtung:** Atmen Sie normal und ruhig weiter.
  Weichen Sie nicht mit dem Oberkörper nach vorne oder hinten beim Aufrichten aus. Richten Sie
  sich langsam auf.
* **Funktion der seitlichen Rumpfmuskulatur:**
  Die seitliche Rumpfmuskulatur dreht und stabilisiert den Oberkörper.

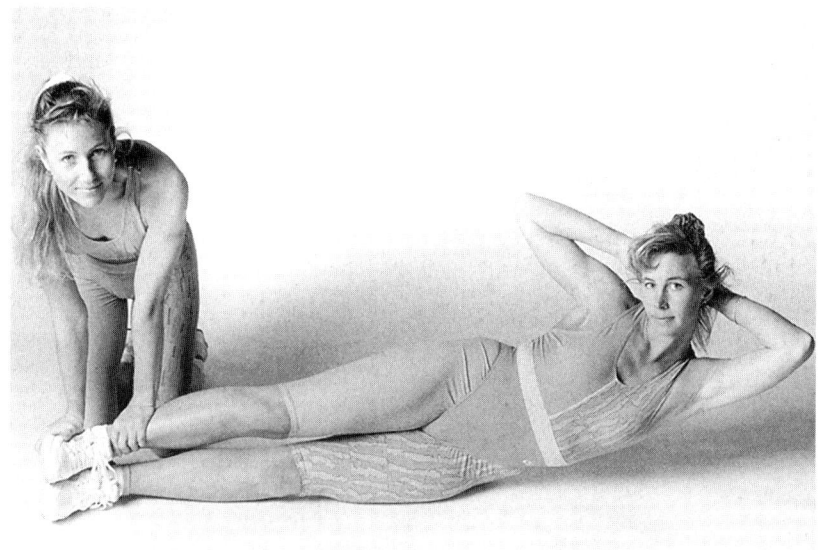

VI. Kräftigungsübungen für die Beine

Übung 75:

Kräftigung der vorderen Oberschenkelmuskulatur

Lehnen Sie sich mit dem Rücken gegen eine Wand und beugen Sie beide Beine, so dass zwischen Ober- und Unterschenkel etwa ein 90°-Winkel entsteht. Drücken Sie die Füße mit der ganzen Fußsohle an den Boden. Verbleiben Sie so, bis Sie ein Zittern und ein Wärmegefühl im Oberschenkel verspüren. Verlängern Sie Ihre Verweildauer stetig.

- **Achtung:** Pressen Sie den gesamten Rücken fest an die Wand, sodass Sie keine Hohlkreuzhaltung hervorrufen. Rutschen Sie nach Übungsende an der Wand hoch, bis die Beine gestreckt sind.
- **Funktion der gekräftigten Muskulatur:**
  Die vordere Oberschenkelmuskulatur streckt das Bein im Kniegelenk.

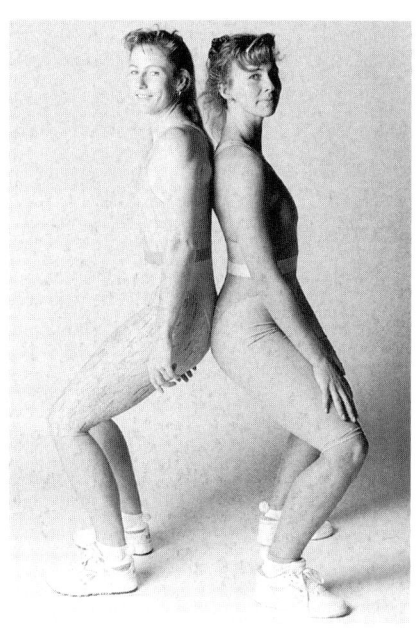
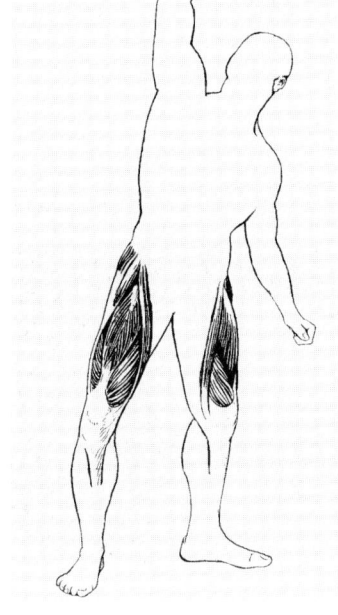

Übung 76:

Kräftigung der Hüftbeugemuskulatur, der vorderen Oberschenkelmuskulatur und der äußeren Gesäßmuskulatur

Nehmen Sie die Seitenlage ein. Stützen Sie sich auf den Unterarm des bodennahen Armes und winkeln Sie beide Beine leicht an. Heben Sie aus dieser Stellung das oben liegende Bein gebeugt an, sodass das Knie und die Fußspitze nach vorne zeigen. Heben Sie jedes Bein mindestens zehnmal an und wiederholen Sie diese Serie mehrmals.

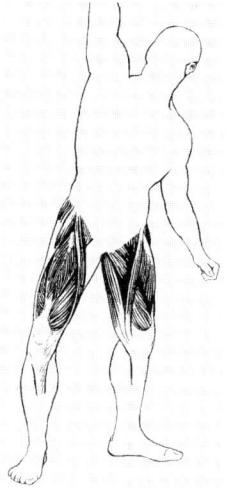

- **Achtung:** Heben Sie das gebeugte Bein und ziehen Sie es nicht in Richtung Brust oder Achsel. Zeigen Sie mit Knie und Fußspitze unverändert nach vorne.
- **Funktion der gekräftigten Muskulatur:**
  Die Hüftbeugemuskulatur hebt den Oberschenkel nach oben an; die vordere Oberschenkelmuskulatur streckt das Bein im Kniegelenk; die äußere Gesäßmuskulatur bewirkt das seitliche Abspreizen des Oberschenkels.

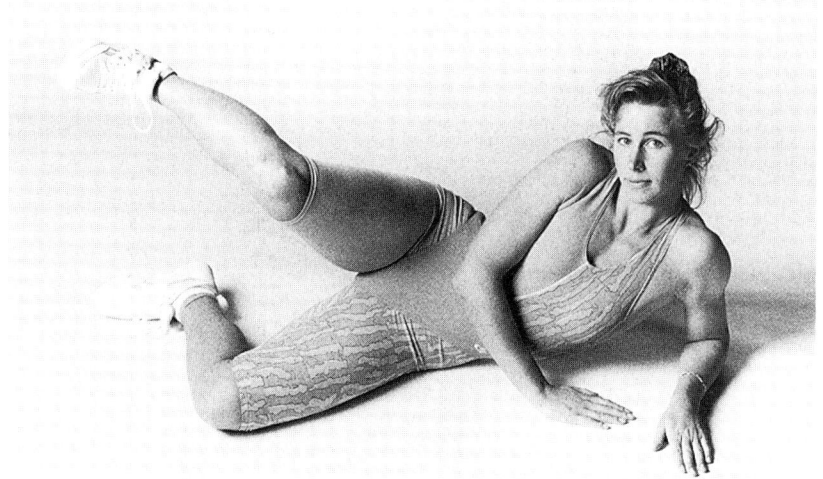

Übung 77 (Partnerübung!):

Kräftigung der hinteren Oberschenkelmuskulatur und der Gesäßmuskulatur

Nehmen Sie die Bauchlage ein. Ein Partner hält Ihre Füße am Boden fest. Versuchen Sie, abwechselnd den linken und rechten Unterschenkel gegen den Widerstand des Partners vom Boden anzuheben und ihn in Richtung Gesäß zu bewegen. Führen Sie diese Übung pro Bein mindestens fünfmal durch.

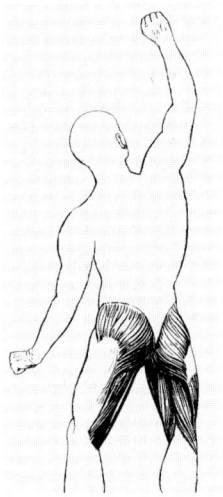

* **Achtung:** Pressen Sie den Bauch, das Becken und beide Oberschenkel fest an den Boden. Der Partner soll einen dosierten und zu überwindenden Widerstand geben.
* **Funktion der gekräftigten Muskulatur:**
  Die hintere Oberschenkelmuskulatur beugt das Bein im Kniegelenk; die Gesäßmuskulatur streckt die Hüfte.

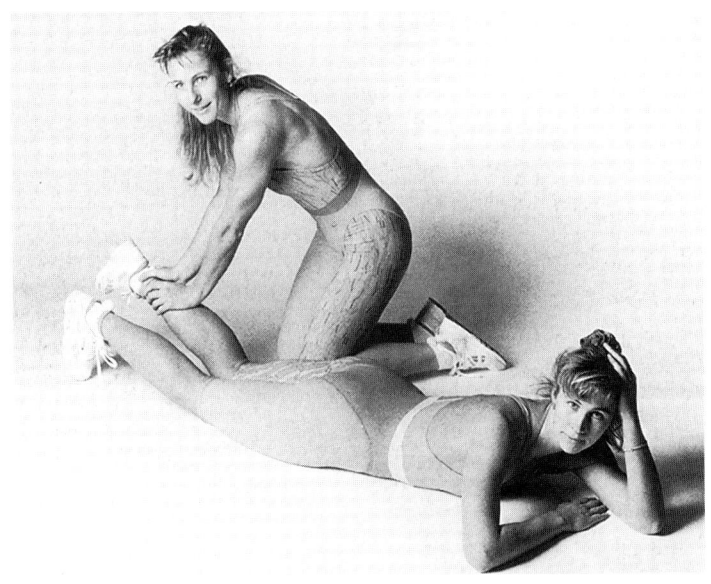

Übung 78 (Partnerübung!):

Kräftigung der hinteren Oberschenkelmuskulatur und der Gesäßmuskulatur

Nehmen Sie den Kniestand ein. Ein Partner hält Ihre Füße und Unterschenkel auf den Boden gepresst. Sie bilden mit den Oberschenkeln und dem Oberkörper eine Senkrechte, halten Sie die Arme eng am Körper. Neigen Sie aus dieser Stellung heraus die Oberschenkel und den Oberkörper aus der Senkrechten etwas nach vorne. An dem Punkt, wo Sie ein Umkippen nach vorne gerade noch verhindern können, verbleiben Sie zehn Sekunden.

- **Achtung:** Halten Sie die Oberschenkel und den Oberkörper auf einer Linie, beugen Sie nicht in der Hüfte. Neigen Sie sich langsam und vorsichtig nach vorne.
- **Funktion der gekräftigten Muskulatur:**
  Die hintere Oberschenkelmuskulatur beugt das Bein im Kniegelenk; die Gesäßmuskulatur streckt die Hüfte.

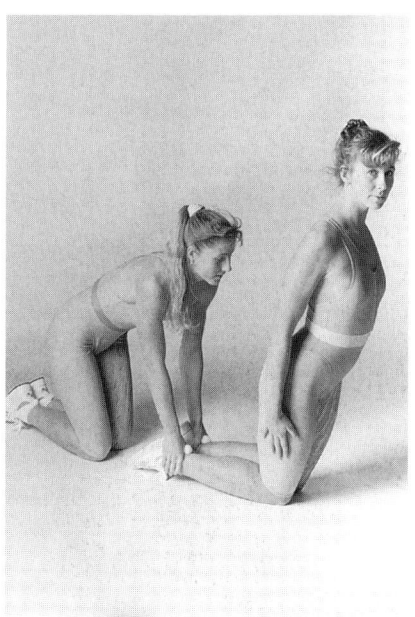
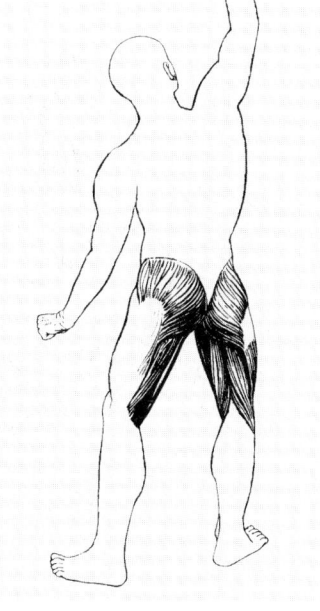

Übung 79 (Partnerübung!):

Kräftigung der inneren Oberschenkelmuskulatur (Adduktoren)

Nehmen Sie die Rückenlage ein und winkeln Sie beide Beine an. Stellen Sie die Füße schulterbreit mit der ganzen Fußsohle auf den Boden. Legen Sie die Arme eng an den Körper. Der Partner setzt sich vor Ihre gebeugten Beine und greift an die Innenseite Ihrer Knie. Versuchen Sie, gegen den Partnerwiderstand die Knie zusammenzudrücken. Wiederholen Sie die Übung fünf- bis zehnmal.

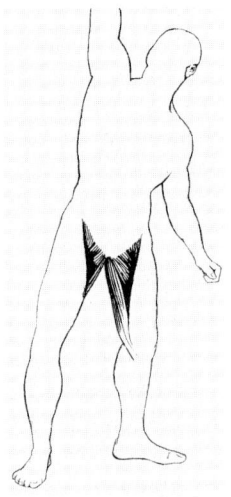

- **Achtung:** Drücken Sie den gesamten Rücken und v.a. die Lendenwirbelsäule fest an den Boden. Der Partner soll dosiert Widerstand geben, sodass ein langsames und kontinuierliches Schließen der Knie möglich ist.
- **Funktion der gekräftigten Muskulatur:**
  Die Adduktoren rotieren die Oberschenkel nach innen und spreizen das Bein an.

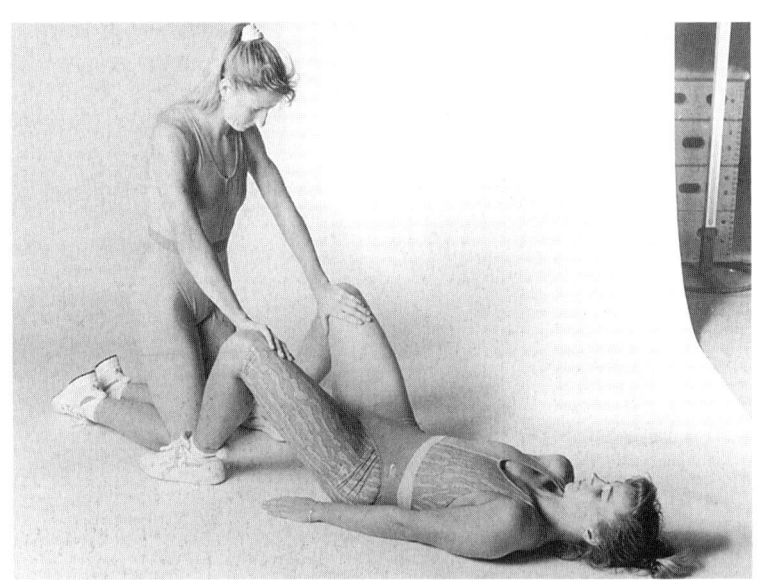

Übung 80 (Partnerübung!):

Kräftigung der äußeren Oberschenkelmuskulatur (Abduktoren)

Nehmen Sie die Rückenlage ein und winkeln Sie beide Beine an. Stellen Sie die Füße schulterbreit mit der ganzen Fußsohle auf den Boden und drücken Sie die Knie zusammen. Legen Sie die Arme eng an den Körper. Der Partner setzt sich vor Ihre gebeugten Beine und greift an die Außenseite Ihrer Knie. Versuchen Sie, gegen den Partnerwiderstand die Knie auseinander zu drücken. Wiederholen Sie die Übung fünf- bis zehnmal.

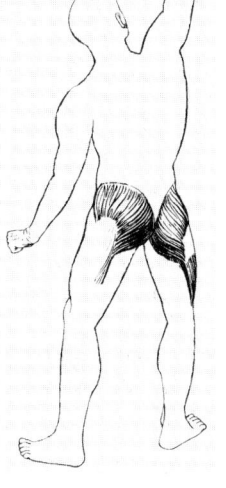

- **Achtung:** Drücken Sie den gesamten Rücken und v.a. die Lendenwirbelsäule fest an den Boden. Der Partner soll dosiert Widerstand geben, sodass ein langsames und kontinuierliches Öffnen der Knie möglich ist.
- **Funktion der gekräftigten Muskulatur:** Die äußere Oberschenkelmuskulatur rotiert die Oberschenkel nach außen und spreizt das Bein ab.

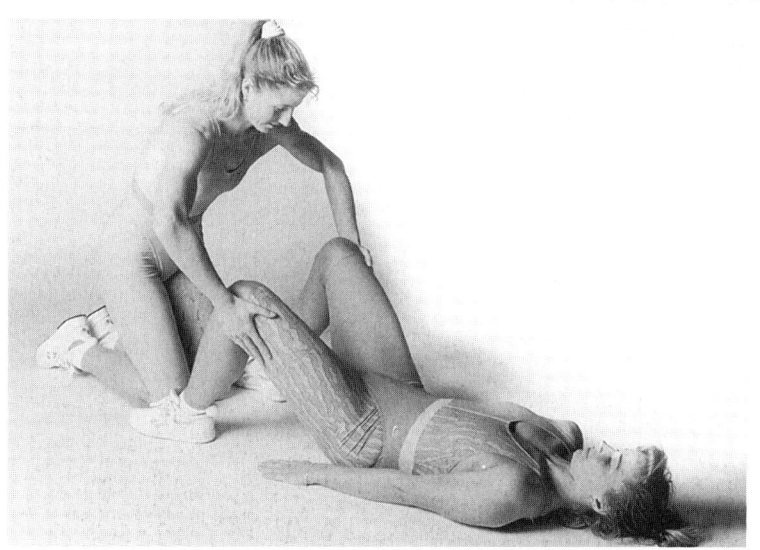

Übung 81:

Kräftigung der hinteren Unterschenkelmuskulatur (Wade)

Stellen Sie sich im aufrechten Stand auf eine erhöhte Kante (z.b. Telefonbuch). Die Kante berührt den Mittelfuß und Ihre Fersen stehen am Boden. Strecken Sie beide Arme nach oben neben den Kopf. Strecken Sie auch die Hände, wobei die Daumen nach hinten zeigen. Drücken Sie sich aus dieser Position zehnmal in den Zehenstand.

* **Achtung:** Behalten Sie eine vollständige Körperstreckung bei. Üben Sie das Hochdrücken in den Zehenstand und das Herunterlassen auf die Fersen langsam und als fließende Bewegung aus.
* **Funktion der gekräftigten Muskulatur:**
  Die hintere Unterschenkelmuskulatur streckt den Fuß im Fußgelenk und ermöglicht den Ballen- bzw. Zehenstand.

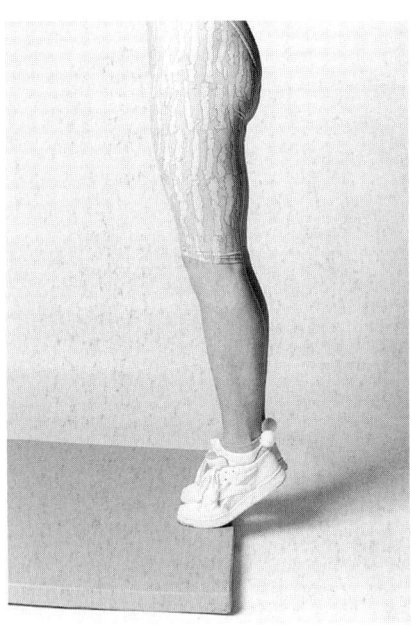
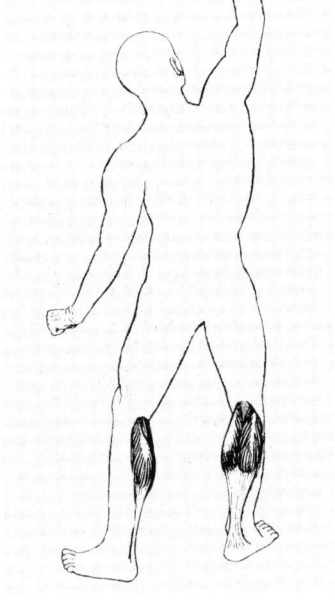

Übung 82 (Partnerübung!):

Kräftigung der hinteren Unterschenkelmuskulatur (Wade)

Setzen Sie sich mit gestreckten Beinen und geradem Rücken auf den Boden. Stützen Sie die Arme auf den Boden. Ziehen Sie beide Füße an, sodass die Fußspitzen nach oben zeigen. Der Partner kniet vor Ihren Füßen und legt die Hände auf Ihre Fußsohlen. Versuchen Sie, beide Füße gegen den Widerstand des Partners zu strecken.

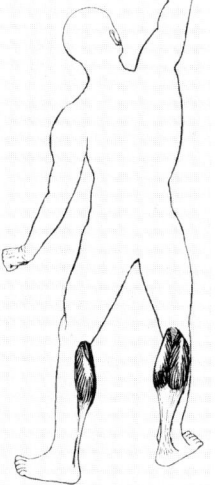

* **Achtung:** Halten Sie die Beine gestreckt und den Rücken gerade.
* **Funktion der gekräftigten Muskulatur:**
  Die hintere Unterschenkelmuskulatur streckt den Fuß im Fußgelenk und ermöglicht den Ballen- bzw. Zehenstand.

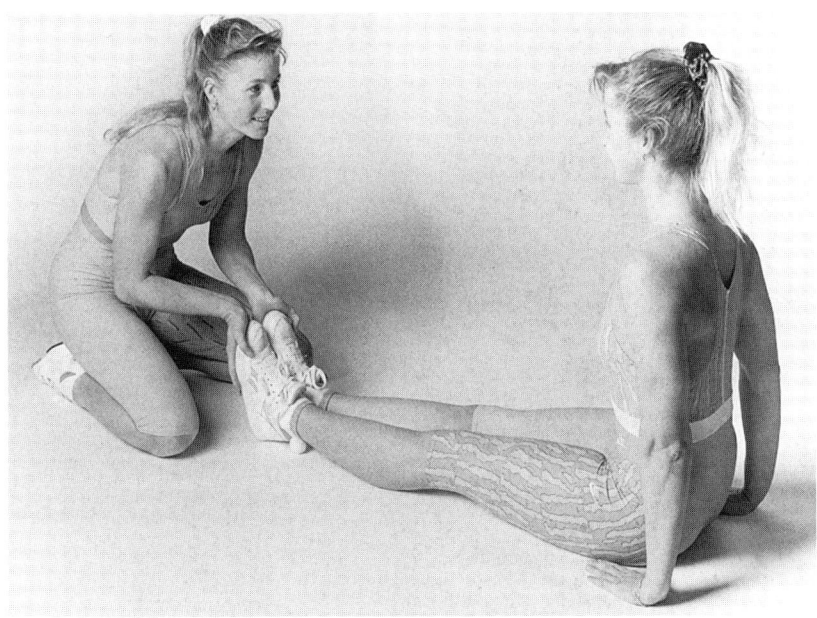

Übung 83 (Partnerübung!):

Kräftigung der vorderen Unterschenkelmuskulatur (Schienbein)

Setzen Sie sich mit gestreckten Beinen und gestreckten Füßen und mit geradem Rücken auf den Boden. Stützen Sie die Hände auf den Boden. Der Partner kniet vor Ihren Füßen und legt die Hände auf die Fußoberseite (Fußspann). Versuchen Sie, beide Füße gegen den Widerstand des Partners anzuziehen.

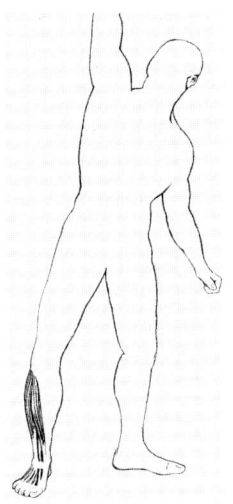

* **Achtung:** Halten Sie die Beine gestreckt und den Rücken gerade.
* **Funktion der gekräftigten Muskulatur:** Die vordere Unterschenkelmuskulatur zieht den Fuß nach oben.

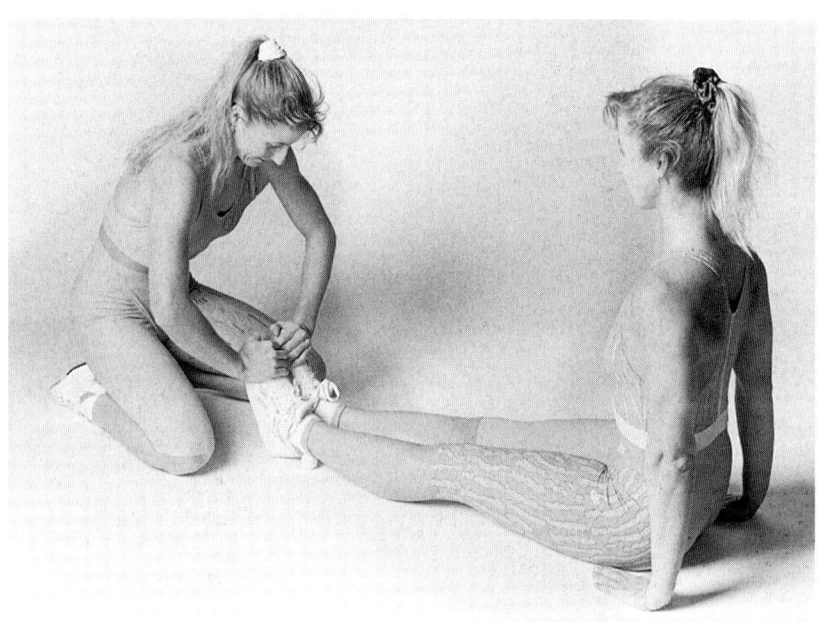

Übung 84:

Kräftigung der Fuß- und Unterschenkelmuskulatur

Nehmen Sie einen aufrechten Stand an, beide Arme sind eng am Körper. Heben Sie das gestreckte rechte Bein etwas nach vorn oben an. Führen Sie in dieser Stellung mit dem Fußgelenk nach rechts und links Kreisbewegungen aus. Kreisen Sie fünfmal in jede Richtung und wechseln Sie mehrmals das Standbein.

*   **Achtung:** Neigen Sie sich nicht nach hinten und beugen Sie nicht die Hüfte. Bewegen Sie den Fuß als Variante auf- und abwärts oder nach links und rechts.
*   **Funktion der gekräftigten Muskulatur:**
    Die Fuß- und Unterschenkelmuskulatur bewirkt die Fuß- und Zehenbewegungen.

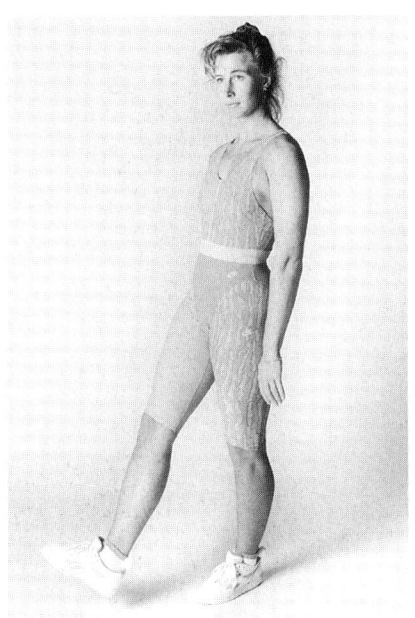
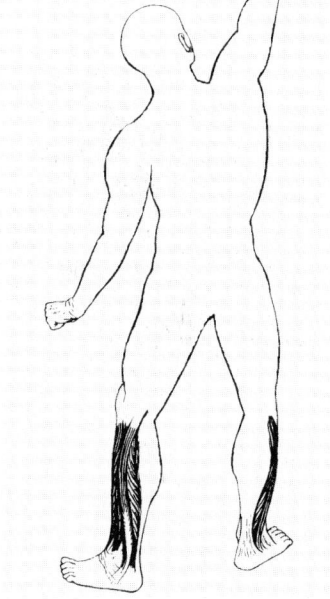

Übung 85:

Kräftigung der Fuß- und Unterschenkelmuskulatur

Stellen Sie sich mit einer vollständigen Körperstreckung in den Zehenstand. Strecken Sie beide Arme nach oben neben den Kopf. Strecken Sie die Hände, sodass die Daumen nach hinten zeigen. Gehen Sie in dieser Haltung mit kleinen Schritten dreißig Sekunden.

- **Achtung:** Halten Sie eine vollständige Körperstreckung, Ihr gesamter Körper soll sich unter Spannung befinden.
- **Funktion der gekräftigten Muskulatur:**
  Die Fuß- und Unterschenkelmuskulatur bewirkt die Fuß- und Zehenbewegungen.

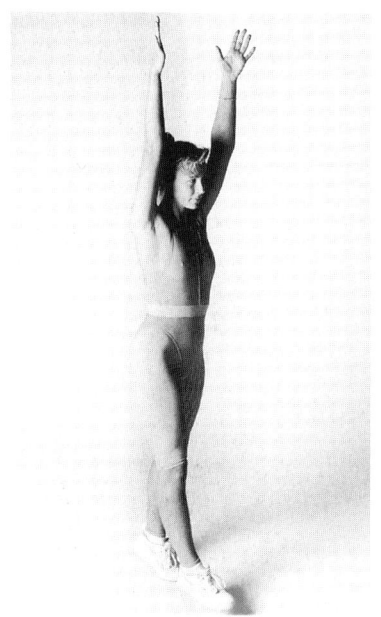
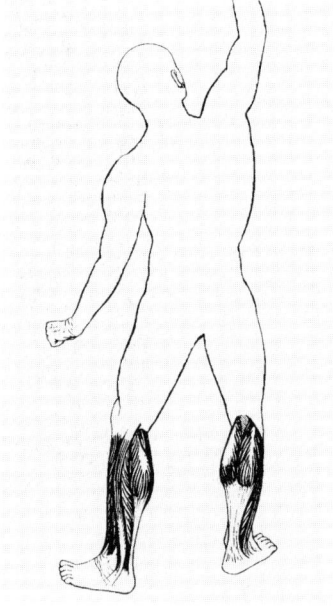

Übung 86:

Kräftigung der Fuß- und vorderen Unterschenkelmuskulatur

Stellen Sie sich mit einer vollständigen Körperstreckung nur auf die Fersen. Strecken Sie beide Arme nach oben neben den Kopf. Strecken Sie die Hände, sodass die Daumen nach hinten zeigen. Gehen Sie in dieser Haltung mit kleinen Schritten dreißig Sekunden.

* **Achtung:** Halten Sie eine vollständige Körperstreckung, Ihr gesamter Körper soll sich unter Spannung befinden. Nur die Fersen sollen am Boden aufsetzen.
* **Funktion der gekräftigten Muskulatur:**
  Die Fuß- und Unterschenkelmuskulatur bewirkt die Fuß- und Zehenbewegungen.

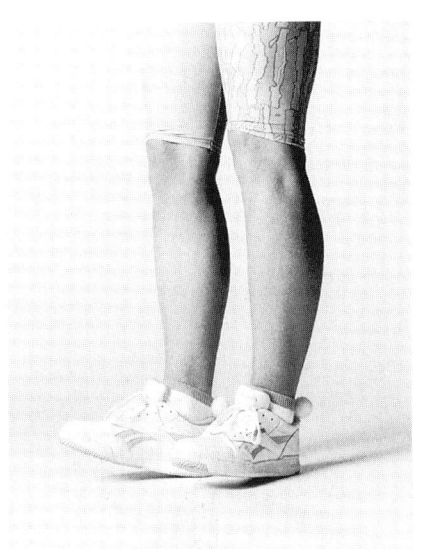
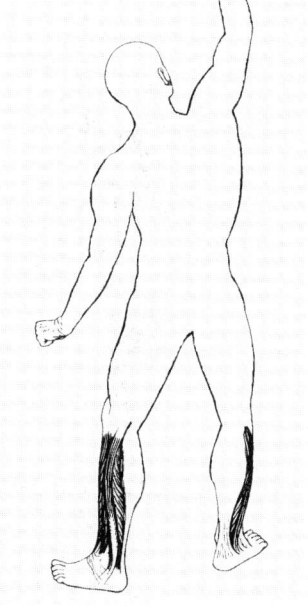

Übung 87:

Kräftigung der Fuß- und Unterschenkelmuskulatur

Stellen Sie sich auf die Außenkanten Ihrer Füße. Strecken Sie beide Arme nach oben neben den Kopf. Strecken Sie die Hände, sodass die Daumen nach hinten zeigen. Gehen Sie in dieser Haltung mit kleinen Schritten dreißig Sekunden. Stellen Sie sich danach auf die Innenkanten Ihrer Füße, und gehen Sie dreißig Sekunden auf der Fußinnenkante.

- **Achtung:** Halten Sie den Oberkörper aufrecht. Setzen Sie die Füße vorsichtig und langsam auf die Kanten.
- **Funktion der gekräftigten Muskulatur:**
  Die Fuß- und Unterschenkelmuskulatur bewirkt die Fuß- und Zehenbewegungen.

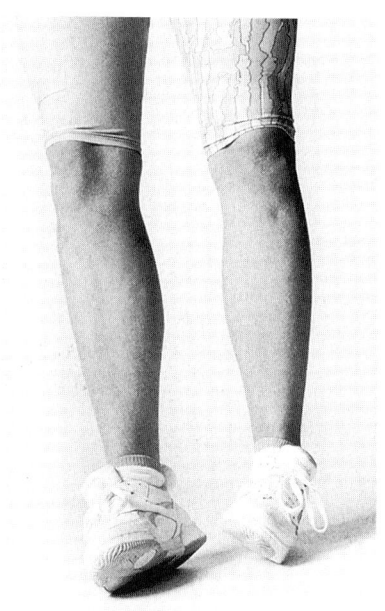
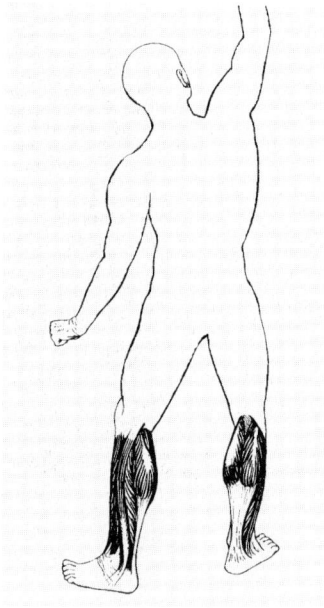

Übung 88:

Kräftigung der Fußmuskulatur

Nehmen Sie einen aufrechten Stand ein, wobei die bloßen Füße etwa schulterbreit voneinander entfernt sind. Greifen Sie mit den Zehen beider Füße gleichzeitig nach vorne «in» den Boden. Ziehen Sie sich nur mit dem Zehengreifen Zentimeter um Zentimeter vorwärts. Versuchen Sie, eine Strecke zwischen 50 und 100 cm zurückzulegen.

* Achtung: Spannen Sie den gesamten Körper an und vermeiden Sie Schwungbewegungen mit der Hüfte. Lassen Sie nur Ihre Füße arbeiten.
* Funktion der gekräftigten Muskulatur:
  Die Fußmuskulatur bewirkt Fuß- und Zehenbewegungen und stabilisiert den Fuß.

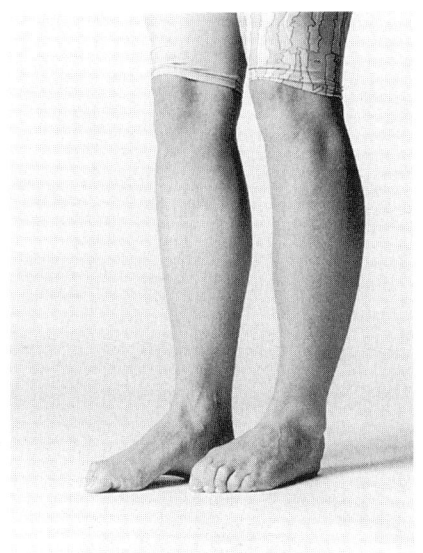
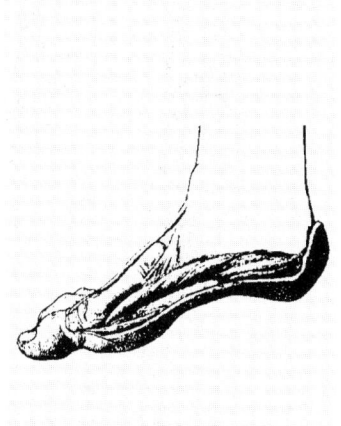

Übung 89:

Kräftigung der Fußmuskulatur

Versuchen Sie, im Stand oder im Sitzen unterschiedliche Gegenstände (kleine Stäbe, Tischtennisbälle, Handtücher u.ä.) mit den Füßen zu greifen und vom Boden abzuheben.

- **Achtung:** Sie können die Gegenstände mit den Füßen an einen Partner übergeben.
- **Funktion der gekräftigten Muskulatur:**
  Die Fußmuskulatur bewirkt Fuß- und Zehenbewegungen und stabilisiert den Fuß.

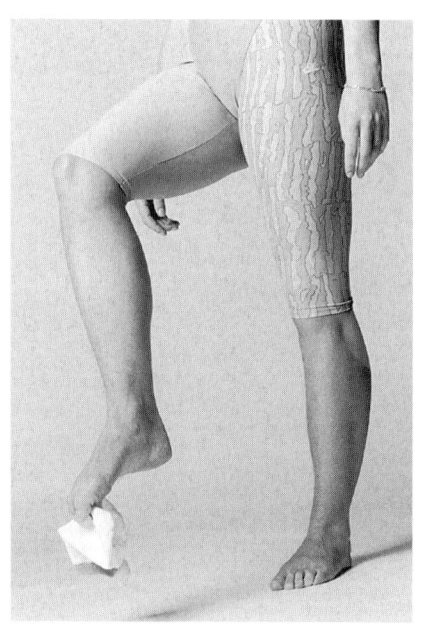
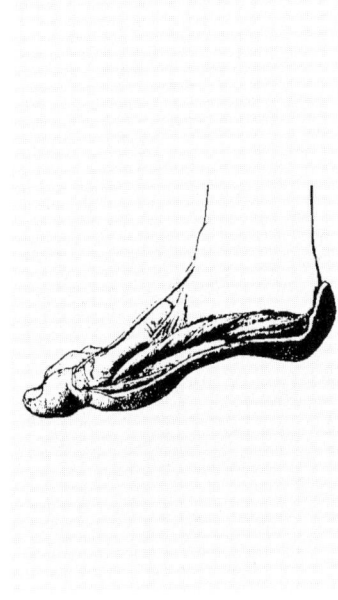

VII. Übungsprogramme

112

Tips zur Programmzusammenstellung

• Die Dehn- und Kräftigungsübungen sind nachfolgend drei Schwierig-
   keitsstufen zugeordnet. Es gibt jeweils eine Zusammenstellung mit leichten, mittelschweren und schweren Übungen. Jede Stufe enthält die
   Nummern der zugehörigen Übungen.

• Innerhalb des Übungskanons mit leichten Übungen steht Ihnen ein
   „Grundprogramm" zur Verfügung. Für Einsteiger in die Dehn- und Kräftigungsgymnastik soll mit dieser Übungsempfehlung der Zugang erleichtert werden.

• Das Grundprogramm kann anhand weiterer leichter Übungen erweitert
   und modifiziert werden. Gemäß den individuellen Fortschritten können
   nach und nach mittelschwere und schwere Übungen in ein Programm
   integriert werden.

• Anhand der Schwierigkeitsgrade können Sie sich individuell geeignete
   Übungen zusammenstellen.

• Jedes Programm sollte mindestens zehn Übungen zur Dehnung und
   zehn Übungen zur Kräftigung enthalten.

• Gehen Sie bei Ihrer Übungszusammenstellung systematisch vor. Wählen
   Sie die Übungen so aus, dass Sie die Muskulatur „von Kopf bis Fuß"
   berücksichtigen.

• Die Reihenfolge Ihrer Dehn- und Kräftigungsübungen sollte auch von
   dem richtungsweisenden Grundsatz „von Kopf bis Fuß oder umgekehrt"
   bestimmt sein.

Leichte Übungen

Dehnung		*Kräftigung*	
Dehnübung	1	Kräftigungsübung	38
	2		40
	3		41
	5		44
	7		48
	10		54
	14		55
	18		57
	19		58
	22		59
	26		65
	27		70
	31		75
	34		76
	35		79
	36		80
	37		81
			82
			83
			84
			85
			86
			87

■ = *Übungen des „Grundprogramms"*

Mittelschschwere Übungen

Schwere Übungen

Dehnung		*Kräftigung*	
Dehnübung	4	Kräftigungsübung	39
	12		42
	16		50
	17		63
	25		64
	29		66
	30		67
	33		72
			73
			74
			78
			88

VIII. Literaturverzeichnis

ALTER, J.: Das Stretching Handbuch. München 1989.

ANDERSON, B.: Stretching. 5. Aufl., München 1980.

FALLER, A.: Der Körper des Menschen. Stuttgart 1975.

KLÜMPER, A./SCHMIDT,M.: Basisgymnastik für Jedermann. Darmstadt 1989.

KUHN, W.: Funktionelle Anatomie des menschlichen Bewegungsapparates. Schorndorf 1981.

MARKWORTH, P.: Sportmedizin. Physilogische Grundlagen. Reinbek 1983.

SCHULZ, H.: Stretching. Niedernhausen/Ts. 1983.

WEINECK, J.: Sportanatomie. Erlangen 1981.

WIRHED, R.: Sportanatomie und Bewegungslehre. Stuttgart, New York 1984.

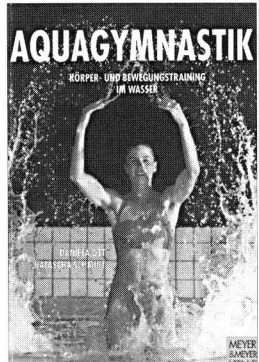
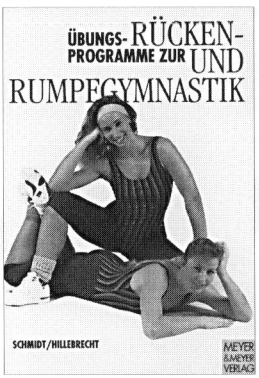
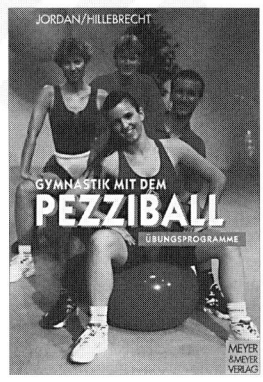
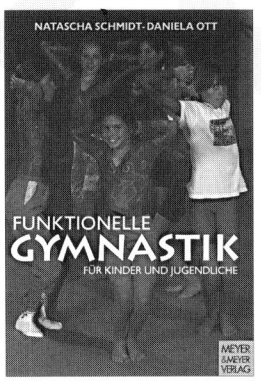